Kohlhammer

Rat + Hilfe

Fundiertes Wissen für Betroffene, Eltern und Angehörige – Medizinische und psychologische Ratgeber bei Kohlhammer

Eine Übersicht aller lieferbaren und im Buchhandel angekündigten Bände der Reihe finden Sie unter:

 https://shop.kohlhammer.de/rat+hilfe

Die Autoren

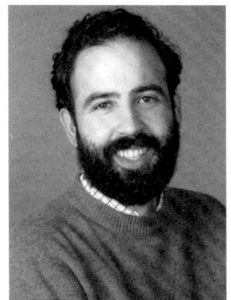

Dr. med. Kamiar Rückert schloss sein Medizinstudium in Riga, Lettland ab. Er gründete 2016 die »Psychosomatic Student Group Riga« in Kooperation mit der Riga Stradins Universität, um Medizinstudenten und -studentinnen psychodynamische Konzepte zu vermitteln. Er ist Facharzt für Psychosomatische Medizin und Psychotherapie. Er arbeitet an der Universitätsmedizin Mainz und forscht dort zum Thema der Persönlichkeitsstruktur.

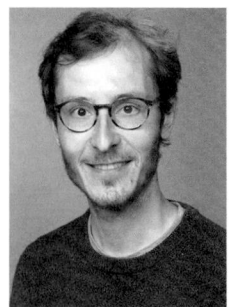

Dr. med. Felix Wicke studierte Medizin in Frankfurt und Epidemiologie in Mainz. Seine Weiterbildung absolvierte er an der Universitätsmedizin Mainz. Dort beschäftigte er sich mit psychodynamischen Behandlungsansätzen persönlichkeitsstruktureller Probleme und forschte zu den Wechselwirkungen von psychosozialen Problemen und körperlicher Gesundheit. Er ist als Facharzt für Psychosomatische Medizin und Psychotherapie in Frankfurt niedergelassen.

Kamiar Rückert
Felix Wicke

Persönlichkeitsstörung

Erkennen, verstehen und behandeln

Verlag W. Kohlhammer

Dieses Werk einschließlich aller seiner Teile ist urheberrechtlich geschützt. Jede Verwendung außerhalb der engen Grenzen des Urheberrechts ist ohne Zustimmung des Verlags unzulässig und strafbar. Das gilt insbesondere für Vervielfältigungen, Übersetzungen und für die Einspeicherung und Verarbeitung in elektronischen Systemen.
Pharmakologische Daten verändern sich ständig. Verlag und Autoren tragen dafür Sorge, dass alle gemachten Angaben dem derzeitigen Wissensstand entsprechen. Eine Haftung hierfür kann jedoch nicht übernommen werden. Es empfiehlt sich, die Angaben anhand des Beipackzettels und der entsprechenden Fachinformationen zu überprüfen. Aufgrund der Auswahl häufig angewendeter Arzneimittel besteht kein Anspruch auf Vollständigkeit.

Die Wiedergabe von Warenbezeichnungen, Handelsnamen und sonstigen Kennzeichen berechtigt nicht zu der Annahme, dass diese frei benutzt werden dürfen. Vielmehr kann es sich auch dann um eingetragene Warenzeichen oder sonstige geschützte Kennzeichen handeln, wenn sie nicht eigens als solche gekennzeichnet sind.

Es konnten nicht alle Rechtsinhaber von Abbildungen ermittelt werden. Sollte dem Verlag gegenüber der Nachweis der Rechtsinhaberschaft geführt werden, wird das branchenübliche Honorar nachträglich gezahlt.

Dieses Werk enthält Hinweise/Links zu externen Websites Dritter, auf deren Inhalt der Verlag keinen Einfluss hat und die der Haftung der jeweiligen Seitenanbieter oder -betreiber unterliegen. Zum Zeitpunkt der Verlinkung wurden die externen Websites auf mögliche Rechtsverstöße überprüft und dabei keine Rechtsverletzung festgestellt. Ohne konkrete Hinweise auf eine solche Rechtsverletzung ist eine permanente inhaltliche Kontrolle der verlinkten Seiten nicht zumutbar. Sollten jedoch Rechtsverletzungen bekannt werden, werden die betroffenen externen Links soweit möglich unverzüglich entfernt.

Umschlagabbildung: © Augusta16/Shutterstock.com

1. Auflage 2025

Alle Rechte vorbehalten
© W. Kohlhammer GmbH, Stuttgart
Gesamtherstellung: W. Kohlhammer GmbH, Heßbrühlstr. 69, 70565 Stuttgart
produktsicherheit@kohlhammer.de

Print:
ISBN 978-3-17-044343-3

E-Book-Formate:
pdf: ISBN 978-3-17-044344-0
epub: ISBN 978-3-17-044345-7

Inhalt

	Vorwort	9
1	**Persönlichkeit und Persönlichkeitsstörung – wie bin ich?**	11
	Persönlichkeitsstörung	13
	Emotionale Probleme bei der Persönlichkeitsstörung	17
	Unterschiede zur ICD-10	21
	Habe ich eine Persönlichkeitsstörung?	22
	Kann ich meine Persönlichkeit überhaupt verändern?	23
	Welche Vor- und Nachteile hat die Diagnose einer Persönlichkeitsstörung?	25
	Persönlichkeitsstörung und psychische Beschwerden	25
	Welche Ursachen hat die Persönlichkeitsstörung?	26
2	**Emotionen – der innere Kompass**	28
	Was sind Emotionen?	28
	Welche Emotionen gibt es?	31
	Gefühlschaos oder innerer Kompass – welche Funktionen haben Emotionen?	32
	Emotionale Konflikte	50
3	**Angst bei Persönlichkeitsstörungen**	52
	Die Alarmanlage: Angst und Furcht	54
	Die Unterschiede zwischen Angst, Anspannung und Stress	59

Inhalt

	Drei Arten der Angstsymptome	61
	Die produktive Angst	61
	Die Angst in den Organen	63
	Die lähmende Angst	66
	Ängstlichkeit und negative Affektivität	68
4	**Abwehrmechanismen**	**70**
	Entwicklung der Abwehr	73
	Die verschiedenen Abwehrmechanismen	76
	Zum therapeutischen Umgang	79
5	**Empathie**	**81**
	Störungen der Empathie	84
	Selbst-Objekt-Differenzierung	84
	Intuitiv fühlen	85
	Das richtige Handeln	86
	Übungen und Therapie	88
	Empathielosigkeit	92
6	**Nähe und Bindung**	**93**
	Entwicklung von Nähe und Bindung	97
	Nähe, Verbundenheit und Gegenseitigkeit	101
7	**Identität**	**106**
	Identität im Idealfall	106
	Identität in der Entstehung	108
	Identitätsbildung innerhalb von Gruppen und Identifizierung mit einer Gruppe	110
	Beeinträchtigungen der Identität	112
	Identität und Selbstwert	115
	Selbstwert und Nähe	116
	Selbstwert und Gefühle	119
8	**Selbststeuerung**	**127**
	Wille, Ziele und Engagement	131
	Selbststeuerung und Impulskontrolle	136

9 Behandlung 138
Psychotherapie 138
   Psychotherapie und Hilfe im »Gestrüpp« der
   Symptome 138
   Allgemeines zur Psychotherapie 140
      Mentalisierungsbasierte Therapie 141
      Übertragungsfokussierte Therapie 143
      Intensive Psychodynamische Kurzzeittherapie 144
      Dialektisch-Behaviorale Therapie 145
      Schematherapie 146
   Welches Psychotherapieverfahren ist das richtige
   für mich? 148
   Wie finde ich eine gute Psychotherapeutin oder
   einen guten Psychotherapeuten? 149
   Einzelpsychotherapie oder Gruppenpsychotherapie?   151
   Wie gut hilft Psychotherapie bei einer
   Persönlichkeitsstörung? 156
   Welche unerwünschten Wirkungen können in der
   Psychotherapie auftreten? 157
      Behandlung im Krankenhaus 159
   Weitere Behandlungsmöglichkeiten 160
      Medikamente 160
      Selbsthilfe 161
      Achtsamkeit 162

Schlusswort **163**

Literatur- und Podcast-Empfehlungen **165**
   Bücher 165
   Podcasts 165

Stichwortverzeichnis **167**

Vorwort

Dieser Ratgeber entstand infolge einer Freundschaft an der Universitätsmedizin Mainz, die von einem ständigen Austauch über die Behandlung von Menschen in psychischer Not geprägt war. Bei den Behandlungen stellten wir immer wieder fest, dass psychische Beschwerden und zwischenmenschliche Konflikte das ganze Leben – wenn nicht sogar ganze Familiengenerationen – durchzogen. Eine tiefgreifende und nachhaltige Psychotherapie war nur durchführbar, wenn ein Befassen mit den zugrunde liegenden Störungen der Persönlichkeit möglich wurde. Diese waren vielfältig: Sie reichten von Schwierigkeiten beim wohlwollenden Erkennen eigener Stärken und Schwächen über Einschränkungen in der Empathie sich selbst sowie anderen gegenüber, bis hin zu Angst vor emotionaler Nähe innerhalb von Partnerschaften, Freundschaften und der eigenen Familie. Oft war dies auch der Grund, weshalb bisherige Therapien nicht ausreichend halfen.

Wir befassten uns also immer mehr mit der Persönlichkeitspsychologie und der Persönlichkeitsstörung. Als wir feststellten, dass es bislang keinen Ratgeber zur Persönlichkeitsstörung (abgesehen von der Borderline-Störung) gab, entschlossen wir uns dazu, dieses Buch zu schreiben. Dabei ist uns bewusst, dass wir uns an ein sehr weites Feld herangewagt haben und wahrscheinlich viele relevante Aspekte nicht ausreichend berücksichtigen konnten. Falls einzelne Themenabschnitte vergessen oder nicht ausreichend bearbeitet wurden, sagen Sie uns gerne Bescheid. Über Hinweise und Rückmeldungen hierzu würden wir uns sehr freuen.

Unser Verständnis von Psychotherapie und Persönlichkeitspsychologie entstand nicht zuletzt durch alles, was wir von unseren Mentoren und Mentorinnen, Supervisoren und Supervisorinnen sowie Oberärzten und Oberärztinnen lernen durften. An dieser Stelle gilt unser Dank daher vorranging folgenden Personen: Matthias Michal, Jörg Wiltink, Manfred Beutel, Ulrich Schultz-Venrath, Philipp Martius, Horst Kipphan, Ulrike Bastian, Sebastian Murken und unserem Kollegen Volker Delbrück.

Wir wollen ebenfalls unseren Patienten und Patientinnen danken, die uns auf unserem Weg halfen und uns mit ihren Schwierigkeiten herausgefordert und gefördert haben. Ohne ihre Fragen wäre dieses Buch niemals entstanden. Zuletzt gilt unser Dank unseren beiden Familien, die uns fortwährend auf ihre ganz eigene Art unterstützt haben. Ohne sie wären die klinische Arbeit und unsere persönliche Entwicklung weder erfüllend noch sinnvoll gewesen.

Mainz, im Dezember 2024
Kamiar Rückert und Felix Wicke

1 Persönlichkeit und Persönlichkeitsstörung – wie bin ich?

Was für ein Mensch sind Sie? Welche Eigenschaften machen Sie aus bzw. unterscheiden Sie von anderen Menschen? Persönlichkeit meint alle für einen individuellen Menschen typischen Verhaltensarten, Erlebensweisen und Muster, nach denen man sich selbst und andere wahrnimmt und interpretiert. Persönlichkeit umfasst demnach die Verhaltens- und Erlebnismuster, die uns von anderen unterscheiden. Dabei geht es um »innere«, psychische und nicht um »äußere« Eigenschaften wie zum Beispiel die Hautfarbe.

Wenn Sie sich überlegen, wie Sie selbst sind, oder wenn Sie versuchen eine nahestehende Person zu beschreiben, fallen Ihnen vielleicht sehr viele Persönlichkeitsaspekte ein. Vielleicht würden Sie sagen: Lisa ist schlau, freundlich und eher zurückhaltend, manchmal in sich gekehrt. Bei der Arbeit ist sie fleißig, aber nicht sehr zielstrebig. Sie könnte vielleicht mehr erreichen, wenn sie selbstbewusster auftreten würde. Sie kann sehr lustig und spaßig sein, ist aber oft etwas gehemmt. Sie liebt Spaghettieis und Hunde, und hat Angst vor Spinnen. Außerdem kann sie gut zuhören und sich in andere hineinversetzen. Dies sind Beispiele für verschiedene Aspekte, um die Persönlichkeit oder den Charakter (wir verwenden beide Begriffe gleichbedeutend) eines Menschen zu beschreiben.

Die Persönlichkeitspsychologie hat versucht aus all den vielen Möglichkeiten Menschen zu beschreiben einige zentrale und umfassende Faktoren herauszuarbeiten. Diese Faktoren sollen möglichst sparsam (ohne viele verschiedene Worte) und möglichst gut individuelle Persönlichkeitsmerkmale beschreiben. Dabei wurden fünf Hauptfaktoren identifiziert (auch bekannt als die »Big Five«): Gewissenhaftigkeit, Offenheit, Extrovertiertheit, Verträglichkeit und Neurotizismus.

1 Persönlichkeit und Persönlichkeitsstörung – wie bin ich?

Die »Big-Five« stellen *Persönlichkeitseigenschaften* dar, beschreiben also wie jemand ist. Dazu zählt bei Lisa etwa »freundlich sein« (ein Teil von Verträglichkeit) und »fleißig sein« (Gewissenhaftigkeit). Außerdem können Personen durch *Fähigkeiten* beschrieben werden; Lisa etwa »kann gut zuhören und sich in andere hineinversetzten« (Empathie). Persönlichkeit ist aber natürlich nicht in Stein gemeißelt. Lisa ist bestimmt auch mal unfreundlich und wenig empathisch. Es geht darum, wie jemand meistens und typischerweise ist oder was jemand meistens und typischerweise kann. Auch kann sich dies im Laufe des Lebens ändern (Persönlichkeitsentwicklung).

Persönlichkeit ist ausgesprochen vielfältig. Dies sollte wenig überraschend sein, denn wir haben ja in der Regel keine großen Schwierigkeiten Menschen auseinanderzuhalten. Das bedeutet, wir können die einzigartige Individualität der Menschen gut erkennen. Auch psychologische Untersuchungen zeigen dies: Selbst, wenn »nur« die »Big Five« untersucht werden, ergibt sich eine große Vielfalt an Persönlichkeitsprofilen und tatsächlich sind nur wenige Menschen »durchschnittlich« bei allen fünf Persönlichkeitsmerkmalen. Eine normale oder durchschnittliche Persönlichkeit gibt es eigentlich nicht.

Übung zur Reflektion: Persönlichkeit beschreiben

Versuchen Sie sich selbst und eine Person, die Sie gut kennen, zu beschreiben. Beschreiben Sie alles, was Ihnen einfällt; am besten schreiben Sie es auf. Vertrauen Sie dabei Ihrem eigenen subjektiven Eindruck – wie kennen Sie sich und wie kennen Sie die andere Person? Was schätzen und mögen Sie an sich und an der anderen Person?

Fragen Sie die andere Person, ob sie bereit ist, das gleiche zu versuchen, und tauschen Sie sich dann aus. Wo decken sich Ihre Eindrücke, wo unterscheidet sich Ihre Selbst- und die Fremdwahrnehmung Ihrer Persönlichkeiten?

Die »Big Five« lassen sich auch mit psychologischen Fragebögen untersuchen, vielleicht möchten Sie dies einmal selbst ausprobieren: https://bigfive-test.com/de.

Persönlichkeitsstörung

Vielleicht fragen Sie sich, wie es eine »gestörte« Persönlichkeit geben kann, wenn es gar keine »normale« Persönlichkeit gibt. Die Persönlichkeitsstörung ist eine psychische Störung und wird, wie bei anderen psychischen Störungen, durch wissenschaftlich begründete und von Experten und Expertinnen festgelegte Kriterien definiert. Im Gesundheitswesen in Deutschland gelten die von der Weltgesundheitsorganisation herausgegebene Kriterien der Internationalen Klassifikation der Krankheiten in der 11. Version (ICD-11). Die Persönlichkeitsstörung ist durch sieben allgemeine Kriterien definiert:

Diagnosekriterien der Persönlichkeitsstörung nach ICD-11

- Bei der Persönlichkeitsstörung handelt es sich um eine anhaltende Störung, gekennzeichnet durch Funktionsprobleme von Selbst-Aspekten (z. B. Identität, Selbstwert, Stimmigkeit des Selbstbildes, Zielstrebigkeit) und/oder von interpersonellen Aspekten (z. B. Fähigkeit eine gegenseitig zufriedenstellende Beziehung aufzubauen und zu erhalten, Fähigkeit der Perspektivübernahme, Fähigkeit Konflikte konstruktiv auszutragen).
- Die Störung besteht über einen längeren Zeitraum (mindestens zwei Jahre).
- Die Störung zeigt sich in maladaptiven Mustern in Kognition, Emotionswahrnehmung und Emotionsausdruck und Verhalten (z. B. inflexible Muster oder unterregulierte Muster).
- Die Störung tritt in verschiedenen persönlichen und sozialen Situationen auf (also ist nicht auf spezifische Beziehungen oder soziale Rollen begrenzt), allerdings können die Probleme wiederholt unter bestimmten Umständen zutage treten, während dies unter anderen Umständen nicht geschieht.
- Die Symptome erklären sich nicht durch Medikamenten- oder Substanzwirkungen und können auch nicht durch eine andere psychische Störung oder eine Krankheit erklärt werden.

- Die Störung geht mit relevantem Leiden oder relevanten Einschränkungen in persönlichen, familiären, sozialen, beruflichen oder anderen wichtigen Lebensbereichen einher.
- Die Persönlichkeitsstörung sollte nicht diagnostiziert werden, wenn die Störungsmuster Ausdruck typischer Entwicklungsprobleme sind (z. B. Probleme im Zusammenhang mit der Identitätsentwicklung während der Pubertät) oder wenn sie primär durch soziale oder kulturelle Faktoren erklärbar sind, einschließlich sozio-politischer Konflikte.

Die Persönlichkeitsstörung ist im Wesentlichen durch *Funktionsprobleme* gekennzeichnet, und zwar bei wichtigen *Persönlichkeitsfunktionen*. Diese beziehen sich auf eine Person selbst (z. B. Identität oder Selbstwertregulation) wie auch auf Beziehungsfähigkeiten (z. B. Perspektivübernahme oder Empathie). In diesem Buch gehen wir ausführlich auf diese Persönlichkeitsfunktionen ein, da ein besseres Verständnis von ihnen dabei hilft das Störungsbild besser zu verstehen und dies bereits ein Baustein der Behandlung und Heilung ist. Dies sind die Kapitel zu Empathie, Nähe, Identität und Selbststeuerung.

Alle Menschen haben Begrenzungen in ihren Persönlichkeitsfunktionen und Konflikte gehören auch zur »normalen« Persönlichkeitsentwicklung. Die Persönlichkeitsstörung liegt dann vor, wenn das Ausmaß der Funktionsprobleme so groß ist, dass es zu anhaltenden oder wiederholten Problemen in der Lebensführung kommt. Beispiele dafür sind etwa sich wiederholende Beziehungsprobleme und Trennungen, wiederholte Arbeitsplatzkonflikte und Kündigungen oder wiederholte Selbstwerteinbrüche, die sich in depressiven Episoden äußern können.

Nach der ICD-11 wird die Persönlichkeitsstörung in drei Schweregrade aufgeteilt (leichte, mittelschwere und schwere Persönlichkeitsstörung; ▶ Abb. 1.1). Das Ausmaß der Einschränkungen bei den Persönlichkeitsfunktionen und das Ausmaß der daraus resultierenden Probleme in den Lebensbereichen bestimmen den Schweregrad. Außerdem können »Persönlichkeitsschwierigkeiten« diagnostiziert werden, wobei es sich aber nicht um eine psychische Störung handelt, sondern um anhaltende Probleme, die in ihren Auswirkungen aber nicht schwer genug sind, um die Kriterien der Persönlichkeitsstörung zu erfüllen.

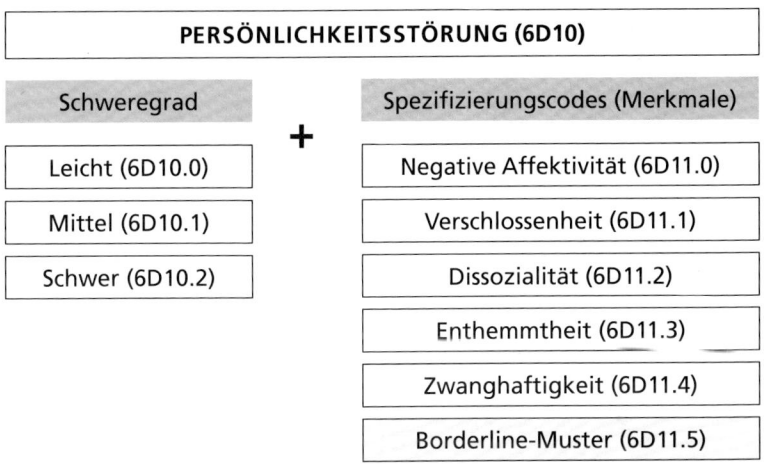

Abb. 1.1: Übersicht der Diagnosemöglichkeiten entsprechend der ICD-11; es können mehrere Spezifizierungscodes kombiniert werden (ICD-11-Codes in Klammern)

Zusätzlich kann die Diagnose der Persönlichkeitsstörung durch die Feststellung problematischer *Persönlichkeitsmerkmale* ergänzt werden. Diese entsprechen etwa den »Big-Five«-Persönlichkeitsmerkmalen in ihren extremen bzw. pathologischen Varianten (► Tab. 1.1). Die fünf pathologischen Persönlichkeitsmerkmale in der ICD-11 sind: Enthemmtheit, Zwanghaftigkeit, Verschlossenheit, Dissozialität und negative Affektivität. Es können auch mehrere pathologische Persönlichkeitsmerkmale gleichzeitig vorliegen.

1 Persönlichkeit und Persönlichkeitsstörung – wie bin ich?

Tab. 1.1: Fünf-Faktormodell (»Big-Five«) von Persönlichkeitsmerkmalen und ihrer pathologischen Ausprägungen nach ICD-11

Merkmal	Schwach ausgeprägt	Stark ausgeprägt	Pathologisch
Offenheit für Erfahrungen	vorsichtig, konservativ	neugierig, unkonventionell	Enthemmtheit
Gewissenhaftigkeit	unbekümmert, nachlässig	effektiv, organisiert, verlässlich	Zwanghaftigkeit
Extraversion (Geselligkeit)	zurückhaltend, reserviert	gesellig, kontaktfreudig	Verschlossenheit
Verträglichkeit	schroff, antagonistisch	kooperativ, freundlich, mitfühlend	Dissozialität
Neurotizismus	selbstsicher, ruhig	emotional instabil, verletzlich	Negative Affektivität

- *Enthemmtheit* trifft auf Menschen zu, die häufig impulsiv handeln. Sie reagieren schnell auf ihre emotionalen Handlungsimpulse, ohne die möglichen negativen Konsequenzen zu berücksichtigen. Dies kann zu vielen Problemen führen, etwa wenn man jemanden beleidigt oder wegen eines wahrscheinlich vorübergehenden Konflikts seinen Arbeitsplatz kündigt. Enthemmtheit und Impulsivität gehen auch häufig mit Abhängigkeiten einher, da der kurzfristigen Versuchung nur schwer widerstanden werden kann, trotz bekannter späterer Folgen.

- *Zwanghaftigkeit* ist durch enge und strikte Vorstellungen von »falsch« und »richtig«, sowie meist übertriebenen Perfektionismus gekennzeichnet. Zwanghafte Menschen versuchen oft sich selbst zu kontrollieren, also keine »falschen« Regungen, Emotionen oder Verhaltensweisen zu zeigen. Das Zeigen von Emotionen wird oft als Kontrollverlust erlebt und daher vermieden. Unsicherheiten sind oft nur schwer auszuhalten; sie führen zu Anspannung und Angst, welche oft so stark sind, dass die Zwanghaftigkeit nur schwer abgelegt werden kann, selbst wenn den Menschen eigentlich bewusst ist, dass sie übertrieben ist.

- *Verschlossenheit* bezeichnet die Eigenschaft Kontakte mit anderen Menschen und insbesondere emotionale Kontakte zu vermeiden. Auch die eigenen Gefühle können oft kaum erlebt (gefühlt) werden. Menschen, die sehr verschlossen sind, haben meist gar keine oder nur wenige Freunde und Sozialkontakte oder die Kontakte bleiben meist oberflächlich; sie vermeiden emotionale Nähe.
- *Dissozialität* ist gekennzeichnet durch Egoismus und geringe Empathie. Menschen mit einem hohen Maß an Dissozialität übergehen Bedürfnisse und Gefühle anderer Menschen einfach deshalb, weil sie gar nicht nachempfinden können, dass andere darunter leiden.
- *Negative Affektivität* (Neurotizismus) bezeichnet eine generelle Tendenz negative Gefühle überwiegend stark und/oder überwiegend häufig im Gegensatz zu positiven Gefühlen zu empfinden. Dies ist meist verbunden mit einem schlechten Selbstwertgefühl, einer negativistischer Grundhaltung (»bringt eh alles nichts«) und Misstrauen (»andere Menschen schaden mir am Ende doch nur«).

Emotionale Probleme bei der Persönlichkeitsstörung

Emotionale Probleme gehören zu den Kennzeichen der Persönlichkeitsstörung und spiegeln sich in den vier Hauptmerkmalen der Persönlichkeitsstörung (Identität, Selbststeuerung, emotionale Nähe und Empathie) wider. In der folgenden Übersicht beschreiben wir die emotionalen Fähigkeiten, wie sie idealerweise für ein gesundes Leben und Erleben zur Verfügung stehen.

Emotionale Fähigkeiten

- Emotionswahrnehmung und Emotionserleben: Fähigkeit, die ganze Bandbreite der Emotionen mit ihren körperlichen, psychischen und handlungsleitenden Komponenten wahrzunehmen, zu unterscheiden und ohne Einschränkungen zu erleben.
- Emotions- bzw. Impulskontrolle: Fähigkeit, die Impulse, welche von unseren Emotionen ausgehen, im Inneren auszuhalten und reflektiert umzusetzen.

1 Persönlichkeit und Persönlichkeitsstörung – wie bin ich?

- Emotionsausdruck: Fähigkeit, Emotionen anderen gegenüber angemessen mitzuteilen.

Auch wenn diese Übersicht klein erscheinen mag, lässt sich die Vielzahl möglicher Einschränkungen erkennen. Es erscheint nahezu unmöglich, dass ein Mensch keine Schwierigkeit in wenigstens einem dieser Bereiche aufweist. Finden sich gleich mehrere Beschränkungen, verwundert es noch weniger, dass es zu psychischen Belastungen kommt. Um ein besseres Verständnis für die Verknüpfung und Auswirkung einzelner Punkte zu erhalten, wollen wir uns zunächst einem Beispiel zuwenden.

Fallbeispiel: Leichte Persönlichkeitsstörung

Herr Braun ist 36 Jahre alt, als er erstmals in psychotherapeutische Behandlung kommt. Er habe vor einem Jahr seine Anstellung als Teamleiter bei einem Solartechnologieunternehmen verloren. Die fristlose Kündigung sei für ihn völlig überraschend gekommen und er habe es nicht wahrhaben wollen. Wie automatisiert habe er sein Büro geräumt. Er sei depressiv geworden und habe sich in seine Wohnung zurückgezogen und nur noch am Computer gespielt. Um den Haushalt habe er sich nicht mehr gekümmert, die Pizzakartons hätten sich bis unter die Decke gestapelt. Er habe die Post nicht mehr geöffnet. Die Gründe für die Kündigung seien ihm unbekannt, er habe auch nicht mehr nachgefragt oder gar einen Anwalt eingeschaltet, sondern habe sie einfach hingenommen.

Zu seiner Lebensgeschichte berichtet er, dass während seinem achten Lebensjahr sein Vater bei einem Gleitschirmabsturz gestorben sei. Dies sei ein furchtbarer Schock gewesen, er habe getobt, geschrien und geweint und nach einigen Tagen habe sich in ihm etwas verschlossen und die Trauer sei betäubt gewesen. Er habe sein Abitur gemacht (mit mittelmäßiger Abschlussnote) und ein Studium in einer anderen Stadt begonnen. Das Studium habe er nicht abgeschlossen, da er von seinem Betreuer zum Entwurf seiner Abschlussarbeit eine negative Rückmeldung bekommen habe und er daraufhin keine Motivation mehr gefunden habe, die Arbeit zu Ende zu bringen. Auch sei er in eine Kommilitonin verliebt gewesen, habe sich aber nie getraut es ihr zu sagen. Er sei damals für mehrere Monate depressiv gewesen, bis er sich entschlossen habe, zurück in die Heimatstadt zu ziehen und eine Ausbildung zum Elektrotechniker zu beginnen.

In seiner Heimatstadt sei er dann mit einer ehemaligen Mitschülerin zusammengekommen und sei fünf Jahre mit ihr zusammen gewesen. Sie hätten zwei Jahre zusammengelebt, doch dann habe sie sich plötzlich von ihm getrennt und er habe dann erfahren, dass sie ihn mit einem gemeinsamen Bekannten betrogen habe. Dies habe ihn sehr gekränkt und er habe mit ihr nie wieder gesprochen. Er habe damals schon bei dem Solartechnologieunternehmen gearbeitet und sei zum Teamleiter aufgestiegen. Die Trennung habe er kompensiert, indem er sich in noch mehr Arbeit »gestürzt« habe. Er wünsche sich wieder eine Beziehung, aber außer ein paar Treffen über Onlinedating sei nichts zustande gekommen.

Auf Nachfrage kann er beschreiben, dass es ihm sehr schwer falle sich emotional zu öffnen und über seine Gefühle zu sprechen. Er habe Angst wieder verletzt zu werden. Er sehe hier einen Zusammenhang zu seinen Schwierigkeiten eine neue Partnerin zu finden. Auch bemerkt er, dass er sich in seiner damaligen Beziehung kaum emotional geöffnet habe und die Partnerschaft eher »aus Gelegenheit« zustande gekommen sei. Auf die Nachfrage, ob er denn gar keine Probleme am Arbeitsplatz bemerkt habe, bevor ihm fristlos gekündigt wurde, berichtet Herr Braun, dass er viele Monate schon unter starkem Unwohlsein und zeitweise unter Durchfällen gelitten habe, wenn Gespräche mit seinem Vorgesetzten anstanden. Dieser sei sehr egoistisch und habe immer wieder leere Versprechungen gemacht. Er selbst habe seine Arbeit gerne gemacht und seine Aufgaben immer erledigt, sodass die Kündigung für ihn und auch für seine Teammitglieder überraschend gewesen sei.

Beurteilung: Herr Braun hat Probleme eine wechselseitige und stabile Beziehung aufzubauen und aufrechtzuhalten. Zudem hat er Schwierigkeiten bei der konstruktiven Konfliktlösung, insbesondere weil er die Konflikte und die damit verbundenen Gefühle kaum wahrnimmt; stattdessen bekommt er Symptome wie Depression oder somatoforme Körperbeschwerden. Somit ist die Selbstwahrnehmung teilweise eingeschränkt und der Selbstwert bricht bei Belastung ein, was sich als depressive Episode äußert. Die Probleme bestehen über viele Jahre und äußern sich in verschiedenen Lebensbereichen (Arbeit, private Beziehungen) und er leidet darunter. Über die meiste Zeit ist er aber in der Lage seiner Arbeit nachzugehen, ist dann auch weitestgehend zufrieden mit seinem Leben und er hält auch einige für ihn wichtige Beziehung zu Freunden und Familie aufrecht, sodass wir den Schweregrad als leicht einschätzen.

Zusätzlich zu den fünf Persönlichkeitsmerkmalen kann in der ICD-11 ein *Borderline-Muster* diagnostiziert werden. Dies beschreibt Menschen, die ein hohes Maß an Beziehungsinstabilität aufweisen, eine brüchige/instabile Identität haben sowie emotional instabil und impulsiv sind. Die genauen Diagnosekriterien des Borderline-Musters sind in der folgenden Box dargestellt.

Diagnosekriterien des Borderline-Musters nach ICD-11

Zur Diagnose sollen mindestens fünf der folgenden Kriterien vorliegen:

- übertriebenes Bemühen, tatsächliches oder vermutetes Verlassenwerden zu vermeiden
- ein Muster instabiler und intensiver zwischenmenschlicher Beziehungen, das durch einen Wechsel zwischen den Extremen der Idealisierung und Entwertung gekennzeichnet ist
- Identitätsstörung: ausgeprägte und andauernde Instabilität des Selbstbildes oder der Selbstwahrnehmung
- Impulsivität in mindestens zwei potenziell selbstschädigenden Bereichen (Geldausgaben, Sexualität, Substanzmissbrauch, rücksichtsloses Fahren, »Essanfälle«)
- wiederholte suizidale Handlungen, Selbstmordandeutungen oder -drohungen oder Selbstverletzungsverhalten
- affektive Instabilität infolge einer ausgeprägten Reaktivität der Stimmung (z. B. hochgradige episodische Dysphorie, Reizbarkeit oder Angst, wobei diese Verstimmungen gewöhnlich einige Stunden und nur selten mehr als einige Tage andauern)

- chronische Gefühle von Leere
- unangemessene, heftige Wut oder Schwierigkeiten, die Wut zu kontrollieren (z. B. häufige Wutausbrüche, andauernde Wut, wiederholte körperliche Auseinandersetzungen)
- vorübergehende, durch Belastungen ausgelöste paranoide Vorstellungen oder schwere dissoziative Symptome

Unterschiede zur ICD-10

Mit der Einführung der ICD-11 im Jahr 2022[1] hat sich die Konzeption der Persönlichkeitsstörung deutlich verändert. Die Einteilung in verschiedene Persönlichkeitsstörungen (paranoide, schizoide, dissoziale, emotional instabile, histrionische, zwanghafte, ängstlich vermeidende und abhängige Persönlichkeitsstörung) wurde abgeschafft und durch eine einzige Diagnose »Persönlichkeitsstörung« ersetzt, die in die Schweregrade leicht, mittelgradig und schwer unterteilt und durch die Persönlichkeitsmerkmale noch genauer beschrieben werden kann (▶ Abb. 1.1). Hauptgrund dafür war, dass bei vielen Patientinnen und Patienten die Kriterien der jeweiligen Persönlichkeitsstörungen entweder nicht ausreichend gepasst haben oder Kriterien aus mehreren verschiedenen Persönlichkeitsstörungen zutreffen. Auch sagt die Zuordnung zu einer der »alten« Persönlichkeitsstörungen nichts Genaueres über die konkreten Probleme der Person aus. In der ICD-11 bekommen die (gestörten) *Persönlichkeitsfunktionen* einen höheren Stellenwert, wodurch es einfacher wird die konkreten Probleme zu verstehen.

Einzig die *Borderline-Störung* kann in der ICD-11 als »Muster« noch festgestellt werden; in der ICD-11 ist sie als »emotional-instabile Persönlichkeitsstörung vom Boderline-Typ« diagnostizierbar. Grund dafür ist, dass es für die Borderline-Störung viele spezifische Therapieansätze gibt und so sichergestellt werden soll, dass Personen mit Borderline-Störung auch eine passende Therapie erhalten.

---

1 Hier sei jedoch angemerkt, dass die praktische Umsetzung der ICD-11 im deutschen Gesundheitswesen noch nicht abgeschlossen ist, weshalb häufig noch die ICD-10 verwendet wird.

1 Persönlichkeit und Persönlichkeitsstörung – wie bin ich?

Habe ich eine Persönlichkeitsstörung?

Wohl kaum ein Mensch geht durchs Leben, ohne jemals Persönlichkeitsprobleme zu haben; sei es, dass man mit seinen Eigenschaften aneckt oder Selbstzweifel aufkommen. Es gibt somit *keine ganz klare Grenze* zwischen »normalen« Persönlichkeitsproblemen und der Persönlichkeitsstörung. Um eine Persönlichkeitsstörung zu diagnostizieren, orientiert man sich daher an den oben genannten Kriterien. Dies setzt eine *klinische Beurteilung* voraus, welche in der Regel durch einen psychotherapeutisch bzw. psychiatrisch ausgebildeten Menschen geschieht. Die Diagnose durch eine Therapeutin oder einen Therapeuten sollte möglichst mit einem ausführlichen Gespräch erfolgen, sodass Patientinnen bzw. Patienten die Diagnose nachvollziehen und akzeptieren können.

Einige der Symptome der Persönlichkeitsstörung selbst können dazu beitragen, dass es schwer sein kann die Diagnose nachzuvollziehen oder zu akzeptieren:

- Selbstunsicherheit und Ängstlichkeit können Sie daran hindern Ihren Therapeuten oder Ihre Therapeutin alle Ihre Fragen oder Zweifel mitzuteilen. »Was bilde ich mir ein ihn zu hinterfragen! Er ist doch der Experte! Bestimmt stört es ihn, wenn ich ihn hinterfrage« wären typische Gedanken dazu. Versuchen Sie immer alle Fragen und Zweifel in Worte zu fassen oder sprechen Sie darüber, dass es Ihnen schwer fällt alle Fragen zu stellen. Andernfalls riskieren Sie die Wiederholung der selbstunsicheren Muster in der Beziehung zu Ihrem Therapeuten oder Ihrer Therapeutin.
- Probleme bei der Selbstwahrnehmung können Sie davon abhalten die Probleme bei sich zu erkennen oder zu akzeptieren. Gerade bei sehr tief sitzenden Selbstwertproblemen kann es äußerst schwer und schmerzhaft sein, sich wirklich mit den eigenen Problemen auseinanderzusetzen. Stattdessen sucht man nach Bestätigungen für den eigenen Wert (»Ich bin doch erfolgreich!«) oder entwertet andere (»Die Psychotherapeuten haben doch selbst alle einen an der Klatsche!«). Wenn Sie dieses Buch lesen oder bereits eine Therapie angefangen haben, dann besteht genug Problembewusstsein, um weiterzumachen. Sprechen Sie auch hier am besten Ihre Zweifel an!

- Identifikation mit den Symptomen: Es ist bezeichnend, dass sich Menschen mit ihren Persönlichkeitseigenschaften identifizieren, denn man kennt sich nicht anders als man ist. Für viele kann es daher überraschend sein, wenn eine Therapeutin oder ein Therapeut sagt, dass bestimmte Eigenschaften Symptome der Persönlichkeitsstörung sind. »Ich bin vielleicht sehr gründlich, aber doch nicht zwanghaft! Was soll denn schlecht daran sein, alles richtig zu machen?« oder »Ich bin doch nicht misstrauisch, ich bin sehr vorsichtig! Wenn ich nicht so vorsichtig wäre, dann wären mir schon viele schlimme Dinge passiert!« sind beispielhafte Reaktionen dazu. Hier gilt es möglichst ehrlich mit sich selbst zu prüfen, ob die jeweiligen Eigenschaften nicht doch ein problematisches Ausmaß haben.

- Misstrauen ist ein häufiges Symptom der Persönlichkeitsstörung und kann auch dazu führen, die Diagnose, bzw. den Diagnosesteller anzuzweifeln. Wer generell Probleme hat Vertrauen zu finden, wird auch Schwierigkeiten dabei haben Therapeutinnen und Therapeuten zu vertrauen. Solch grundlegendes Misstrauen äußert sich nicht selten in endlosen inhaltlichen Diskussionen (»Sind Sie ganz sicher mit den Diagnosekriterien?«, »Aber dieses Problem habe ich nicht immer!« usw.), zugrunde liegt aber das Misstrauen, welches die Glaubwürdigkeit des Gegenübers immer wieder anzweifelt. Dieses grundlegende Vertrauen kann nur schrittweise aufgebaut werden.

Für viele Menschen stellt es hingegen eine Erleichterung dar zu erfahren, dass es eine Diagnose für ihre Probleme gibt, die sie zuvor nicht gut verstehen konnten und oft jahrelang daran gelitten haben. Die Diagnose ist oft der erste Schritt sich selbst und seine Probleme besser zu verstehen und erfolgreich zu behandeln. Wir hoffen, dass wir mit diesem Buch dazu beitragen können!

Kann ich meine Persönlichkeit überhaupt verändern?

Viele Patientinnen und Patienten, bei denen eine Persönlichkeitsstörung festgestellt wird, stellen sich diese Frage. Viele befürchten auch, dass sie sich gar nicht verändern können und ihre Probleme für immer bestehen blei-

1 Persönlichkeit und Persönlichkeitsstörung – wie bin ich?

ben werden. Darin liegt sicherlich eine Wahrheit, denn Persönlichkeitseigenschaften lassen sich nicht leicht verändern. Es gibt allerdings keinen Grund zur Annahme, dass sich Persönlichkeit gar nicht verändere. Wir sind überzeugt davon, dass sie sich ständig im Wandel befindet. Kein Mensch ist noch genauso wie ein Jahr zuvor und es stellt sich eher die Frage, wie diese Veränderungen aussehen. Persönlichkeitseigenschaften ändern sich in der Regel langsam, so langsam, dass wir es selbst meist gar nicht bemerken. Dies lässt sich mit dem Körperwachstum vergleichen: Ein Kind kann jeden Tag in den Spiegel schauen und sieht keine Veränderung, am Ende des Jahres ist es dennoch ein paar Zentimeter größer. Veränderungen der Persönlichkeit fallen dann auch am stärksten auf, wenn man einen Menschen über eine längere Zeit nicht gesehen hat, etwa bei einem Klassentreffen, bei dem einem auffällt, wie sich die ehemaligen Mitschülerinnen und Mitschüler verändert haben.

Einschneidende Lebensereignisse führen oft zu Persönlichkeitsveränderungen. Die Veränderung der Lebensumstände zwingt gewissermaßen zur Anpassung und Veränderung. Mit einem Partner zusammenziehen, ein Kind bekommen, eine wichtige Bezugsperson verlieren oder eine besondere berufliche Veränderung sind Beispiele dafür.

In der Psychotherapie geht es auch darum sich zu verändern. Dieser Prozess beginnt meist damit, sich über problematische Verhaltensweisen und Persönlichkeitseigenschaften bewusst zu werden. Allein das kann schon eine wichtige Veränderung sein, da dabei die Fähigkeit zur Selbstreflektion gestärkt wird! Wenn alte Verhaltensweisen infrage gestellt wurden, geht es im nächsten Schritt darum neue und alternative Verhaltensweisen auszuprobieren. Dies empfinden Patientinnen und Patienten als unnatürlich, als ob sie sich verstellen müssten. Erst wenn es genug Gelegenheiten gab neue Verhaltensweisen auszuprobieren, kann man sich daran gewöhnen und »als Teil von sich« empfinden. Wir möchten betonen, dass es in der Psychotherapie keinen Veränderungszwang gibt. Wenn der Eindruck entsteht, dass die Therapeutin oder der Therapeut möchte, dass Sie sich verändern, aber Sie selbst nicht, sollten Sie dies ansprechen. Mehr zur Psychotherapie finden Sie im Kapitel zur Behandlung (▶ Kap. 9).

Welche Vor- und Nachteile hat die Diagnose einer Persönlichkeitsstörung?

Eine Diagnose ist eine Bezeichnung für bestimmte gesundheitliche Probleme. Sie vereinfacht die Kommunikation. Wesentliche Vorteile der Diagnose für Patientinnen und Patienten sind die folgenden: Zum einen ermöglicht sie ein besseres Verständnis der eigenen Probleme (mehr dazu auch im nächsten Abschnitt) und zum anderen erlaubt und begründet sie eine Behandlung in unserem Gesundheitssystem. Psychotherapeutinnen und Psychotherapeuten müssen den Krankenversicherungen mitteilen, aufgrund welcher Diagnosen sie Patientinnen und Patienten behandeln, um dafür eine Vergütung zu bekommen.

Mögliche Nachteile liegen vorwiegend im versicherungsrechtlichen und beamtenrechtlichen Bereich. So ist es denkbar, dass eine Berufsunfähigkeitsversicherung oder eine private Krankenversicherung höhere Beiträge verlangt. Auch besteht die Möglichkeit, dass eine Verbeamtung (auch) aufgrund einer Persönlichkeitsstörung verweigert werden kann. Dies trifft aber keineswegs generell zu, sondern die Amtsärzte müssen in jedem einzelnen Fall individuell prüfen und belegen, ob die Leistungsfähigkeit im Beamtenberuf tatsächlich relevant eingeschränkt ist.

Persönlichkeitsstörung und psychische Beschwerden

Es gehört zu den Diagnosekriterien der Persönlichkeitsstörung, dass sie mit relevantem Leiden oder relevanten Einschränkungen in persönlichen, familiären, sozialen, beruflichen oder anderen wichtigen Lebensbereichen einhergeht. Wie dieses Leid, diese psychischen Beschwerden, individuell aussehen, kann sehr unterschiedlich sein. Es ist eindeutig belegt, dass die Persönlichkeitsstörung auch mit anderen psychischen Störungen einhergeht, insbesondere mit Angststörungen, Depressionen und somatoformen Beschwerden wie z. B. chronischen Schmerzen. Es ist nicht immer ganz eindeutig feststellbar, ob etwa erst die Depression oder erst die Persönlichkeitsstörung vorlag. Psychische Störungen lassen sich oft auch nicht klar voneinander differenzieren. Die Persönlichkeitsstörung, insbesondere mit Betrachtung der Persönlichkeitsfunktionen, ermöglicht es genauer zu verstehen, warum Menschen etwa immer wieder depressiv oder ängstlich werden. Eine ernsthafte Auseinandersetzung mit den eigenen Persönlichkeitsfunktionen bietet somit die Möglichkeit sich selbst und die eigenen (emotionalen) Probleme zu verstehen und nachhaltig zu behandeln. So kann es gelingen, immer wiederkehrende Depressionen, Ängste oder andere psychische Störungen zu überwinden.

Welche Ursachen hat die Persönlichkeitsstörung?

Die Persönlichkeitsstörung entsteht durch Störungen der Persönlichkeitsentwicklung. Da diese größtenteils während der Kindheit und Jugend stattfindet, ist der Störungsbeginn meist auch in dieser Zeit gelegen. Es kann aber auch während des Erwachsenenalters gravierende Störungen der Persönlichkeitsentwicklung geben, etwa durch Extrembelastungen, aber dies ist eher eine Ausnahme.

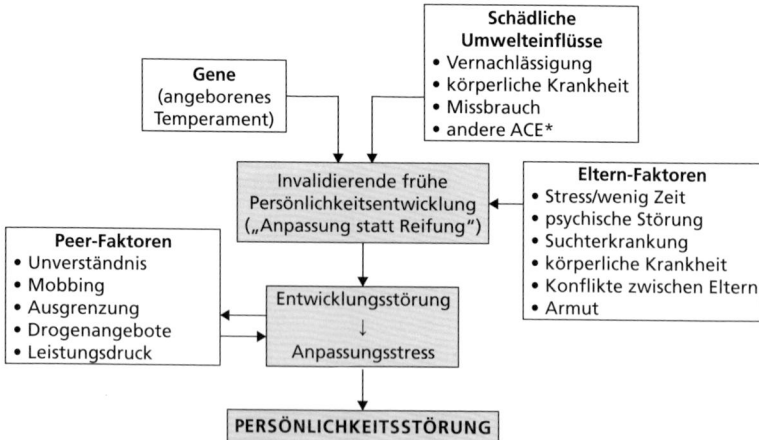

Abb. 1.2: Entstehung der Persönlichkeitsstörung (*ACE = adverse childhood event)

Die frühe Persönlichkeitsentwicklung (und ihre Störungen) sind durch ein komplexes Wechselspiel aus angeborenen Eigenschaften und Umwelteinflüssen bestimmt (▶ Abb. 1.2). Persönlichkeitseigenschaften sind zu einem Teil durch die Gene determiniert. Manche Neugeborene sind eher ruhig, andere eher unruhig und emotional sehr sensibel. Störungen der Persönlichkeitsentwicklung treten insbesondere dann auf, wenn die Eltern nicht gut genug auf die emotionalen Bedürfnisse eingehen können, beispielsweise wenn sie mit der emotionalen Empfindlichkeit überfordert sind. Dies kann dazu führen, dass das Kind den Eindruck bekommt, seine Emotionen seien »falsch« (emotionale Invalidierung). Es ist dann mehr mit Anpassung beschäftigt als mit einer freien Persönlichkeitsentwicklung.

Traumatische und nachteilige Kindheitserlebnisse (»adverse childhood events«) sind besonders schädlich für die Persönlichkeitsentwicklung. Auch nachteilige Bedingungen der Eltern spielen eine große Rolle. Die wenigsten Eltern schaden ihren Kindern mit Absicht, sondern sind selbst belastet, etwa durch eine körperliche oder psychische Krankheit, und dadurch nicht in der Lage ausreichend auf die Bedürfnisse ihrer Kinder einzugehen.

Die Anpassungen, die dem Kind in der Familie geholfen haben mit den schwierigen Bedingungen zurechtzukommen, können außerhalb der Familie (z. B. in der Schule oder im Beruf) unpassend sein. Viele Kinder und Jugendliche bekommen dann zusätzliche Probleme; sie haben vielleicht den Eindruck nicht ganz normal zu sein oder erleben Ausgrenzung und Mobbing. Die gestörte Persönlichkeitsentwicklung macht es ihnen schwerer, sich an die Bedingungen außerhalb der Familie anzupassen und der daraus resultierende »Anpassungsstress« stellt eine zusätzliche psychische Belastung dar. In diesem Buch werden wir immer wieder Beispiele für Störungen der Persönlichkeitsentwicklung einbringen.

2 Emotionen – der innere Kompass

Was sind Emotionen?

Jeder Mensch hat Emotionen. Sie werden automatisch in allen Situationen ausgelöst, »färben« unser Erleben und beeinflussen unser Handeln. Emotionen machen Momente wie auch Erinnerungen lebendig und bedeutsam. Diese emotionalen Vorgänge laufen, ob wir es wollen oder nicht, ohne unseren Einfluss ab und wir sind uns dessen nicht immer bewusst.

In der Wissenschaft wird angeregt über die Frage diskutiert, was genau Emotionen sind. Eine einheitliche Definition existiert nicht. Es gibt sogar mehrere Wörter, die im Alltag mehr oder weniger das Gleiche bedeuten: Affekt, Gefühl, Emotion und Stimmung.

Affekte sind die angeborenen und biologisch verankerten Grundprogramme, die durch äußere Einflüsse oder psychische Vorgänge ausgelöst werden. Damit ist überwiegend das körperliche Empfinden gemeint wie das Erröten bei Scham oder das Herzklopfen bei Angst. Affekte können unbewusst auftreten.

Den Begriff *Gefühl* verwenden wir vorwiegend, um das subjektive und uns selbst bewusste Erleben zu beschreiben. Ein passendes Beispiel hierfür sind partnerschaftliche Gespräche, in denen Sie versuchen, Ihr eigenes Erleben auszusprechen, um vom anderen besser verstanden zu werden. Hierzu beginnen Sie vielleicht mit den Worten »Ich *fühle* mich in diesem Moment so einsam oder verletzlich«.

Der Begriff *Emotion* wird meist gleichbedeutend mit *Gefühl* verwendet; wir verwenden ihn auch als wissenschaftlichen Oberbegriff dieses Themenbereichs.

Während affektive Reaktionen meist sehr rasch auftreten und ablaufen können, beschreibt die *Stimmung* die längerfristige Gefühlslage. Manchmal ist man z. B. den ganzen Tag über gedrückt oder freudig gestimmt. Wie beschrieben, bezeichnen Affekte die biologisch verankerten Aspekte des Gefühlslebens. Das *affektive System* ist in unsere basalen Hirnabschnitte eingebaut und gehört zur »Grundausstattung« des menschlichen Körpers. Diese Hirnabschnitte, die so ähnlich wie die vieler Tieren aufgebaut sind, haben eine enge Verbindungen zum Körper. Über das vegetative Nervensystem beeinflusst unser affektives System ohne unser Wissen Herzschlag, Atmung, Darm- und Blasenaktivität wie auch Pupillengröße, Speichelproduktion und unsere Fähigkeit zur Sexualität. Ohne diese automatische Verbindung wären wir praktisch nicht lebensfähig, da sie unseren Körper in die Fähigkeit versetzt sich zu entspannen, sich zurückzuziehen oder sich zu verteidigen.

Zwischen diesen basalen Gehirnabschnitten bestehen enge und komplexe Verbindungen mit den höheren Hirnabschnitten wie der Großhirnrinde. Dieser Bereich ermöglicht intellektuelle Fähigkeiten wie Selbstreflexion und Selbstregulation und die Fähigkeit die mentalen Prozesse des Gegenübers zu verstehen und darüber nachzudenken. Diese Fähigkeiten grenzen uns von der Großzahl der Tiere ab. Diese Verbindungen im Gehirn sind dafür verantwortlich, dass unser affektives System mit seinen basalen Abschnitten durch positive wie auch negative biografische Erfahrungen beeinflusst wurde. Im umgekehrten Wechsel haben unsere weitere Wahrnehmung und unser Denken Einfluss auf unser zukünftiges Erleben. Unser affektives System hält jedoch kein eindeutiges Schild in unserem Bewusstsein hoch. Wir nehmen die Einflüsse unserer Vergangenheit und die aktuellen Affekte zum Großteil nicht bewusst wahr; unser Bewusstsein muss sich diese erst erschließen. Die Sequenz mag wie folgt ablaufen: Auf der Straße sehe ich einen Streit. Mein Herz klopft, ich bin unruhig und zittere. Ich habe Angst! Erst nach einer Weile merke ich selbst, oder auch erst durch die Hilfe meines Therapeuten oder meiner Therapeutin, dass mich dieser Streit des Paares an meine eigene Kindheitserfahrung erinnert hat. Meine Eltern haben einmal vor mir über genau dasselbe Thema gestritten und ich hatte damals heftige Angstsymptome.

Die Fähigkeit Angst und andere Emotionen wahrzunehmen wird erst im Laufe der Entwicklung erworben. Babys und Kleinkinder haben noch keine Konzepte von Emotionen, geschweige denn Worte. Sie lernen diese Konzepte erst durch Eltern und andere wichtige Bezugspersonen kennen. Kinder nutzen ihr affektives System im Verlauf ihres Lebens, um psychosoziale Umwelteinflüsse zu integrieren und als Emotionen ihrer komplexen Gefühlserfahrungen wiederzugeben.

Emotionen stellen somit eine Schnittstelle von Körper, Umwelt und Psyche dar und haben eine Körper-, Verhaltens- und Erlebniskomponente. Die erste Komponente beschreibt das körperliche Erleben von Emotionen. Dieses Erleben will nicht nur im Körper bleiben, sondern geht, ob man will oder nicht, mit einem Wunsch einher (zweite Komponente). Emotionen führen zu Verhaltensimpulsen (Intentionen), zum Beispiel sich durchzusetzen, sich zu verteidigen, sich zurückzuziehen oder auf jemanden liebevoll und unterstützend zuzugehen (dritte Komponente). Jede Intention geht dabei mit einem oder mehreren persönlichen Erlebnissen einher (vierte Komponente).

Stellen Sie sich einmal vor, Sie wurden von einem Bekannten beleidigt. Sie ärgern sich hierüber. Im Körper würden Sie die Wut vielleicht als einen Druck im Bauch spüren und davon ausgehend eine Wärme, die über die Brust in die Hände und den Kopf geht. Vielleicht spüren Sie eine Kraft in den Armen und ballen die Fäuste. In Ihrem Erleben bemerken Sie wohl eine Anspannung und eine Einengung der Gedanken auf das, was Sie geärgert hat (bzw. auf den, der Sie geärgert hat). Als Verhaltensimpuls merken Sie wohl den Drang sich zur Wehr zu setzen, etwa laut »Stopp« zu sagen oder gar zuzuschlagen. Während Schlagen sicherlich keine angemessene Reaktion ist, kann die Energie, welche durch den Ärger mobilisiert wird, dabei helfen sich durchzusetzen. Diese Empfindung mag Sie motivieren, eine Grenze zu setzen und sich selbst zu behaupten, und hilft eine gesunde Entscheidung zu treffen. Durch Ihre emotionale Reaktion kann Ihr Gegenüber Ihren Ärger erkennen und erleben, dass Sie wirklich verletzt wurden.

Menschen mit einer Persönlichkeitsstörung haben Schwierigkeiten mit ihren Emotionen, obwohl die basalen Gehirnabschnitte funktionieren. Durch ihre Biografie haben sie gelernt, dass Emotionen in negativen Beziehungserfahrungen resultierten. Kränkungserfahrungen führten teils zu heftigen Emotionen, die sie als bedrohlich erlebten. So nutzen sie mit aller Kraft Abwehrmechanismen, um ihre Emotionen zu kontrollieren. Funktioniert dies nicht, kommt es zu ausgeprägten Angstsymptomen oder Depressivität.

Welche Emotionen gibt es?

Die Wissenschaft beschäftigt sich schon lange mit der Frage, welche Emotionen es gibt und wie sie am besten klassifiziert werden können. Seit Aristoteles, aber wahrscheinlich schon viel länger, wurde versucht Basisemotionen zu identifizieren, die biologisch verankert sind und bei allen Menschen vorkommen. Der Neurowissenschaftler Jaak Panksepp[7], einer der bekanntesten Emotionsforscher der Welt, erforschte Säugetiere und identifizierte sieben basale Affektsysteme. Er schreibt diese immer groß, um sie klar zu kennzeichnen:

- SEEKING (Neugier/Interesse)
- LUST (Lust)
- CARE (Fürsorge)
- PLAY (Spiel/Freude)
- FEAR (Angst)
- RAGE (Wut)
- PANIC/GRIEF (Trennungsangst/Trauer)

Paul Ekman erforschte, welche emotionalen Gesichtsausdrücke von verschiedenen Kulturen auf der Welt erkannt werden, und identifizierte diese als Basisemotionen. Er ging davon aus, dass ein Banker aus Frankfurt die Basisemotionen eines Ureingeborenen Australiens nachvollziehen könne. Ekman identifizierte so sechs Basisemotionen: Wut, Ekel, Angst, Freude, Trauer und Überraschung. Seine Ergebnisse wurden jedoch auch kritisiert. So gehen einige Forscher davon aus, dass er nicht etwa Basisemotionen

---

2 Einen Vortrag von ihm zu diesem Thema finden Sie hier: https://www.youtube.com/watch?v=65e2qScV_K8.

bestätigt habe, sondern eher die Fähigkeit von Menschen verschiedener Kulturkreise sich in unterschiedliche Emotionskonzepte hineinzuversetzen.

Wir gehen von einer Verbindung dieser wissenschaftlichen Sichtweisen aus; zum einen, weil die Ergebnisse von Panksepps Grundemotionen bislang nicht widerlegt wurden und von den wissenschaftlichen Vertretern des Emotionskonzepts nicht zitiert werden. Zum anderen sehen wir die konzeptuelle Sichtweise als essenziell für Menschen. Erst durch Emotionskonzepte erleben Menschen ihre eigenen basalen Affekte in Zusammenhang mit ihren Lebenserfahrungen. Dazu zählen beispielsweise Emotionen wie Scham, welche wohl erst ab dem zweiten bis dritten Lebensjahr entsteht, wenn wir ein Bewusstsein darüber entwickeln, was andere möglicherweise über uns denken.

Für das Verständnis von Persönlichkeitsstörungen und für die Psychotherapie halten wir vorwiegend folgende Emotionen für wichtig: Freude, Ärger, Trauer, Ekel, Neid, Scham, Schuld und Angst.

Da Angst, Anspannung und Stress bei psychischen Störungen und für den therapeutischen Prozess essenziell sind, gehen wir auf sie in einem eigenen Kapitel (▶ Kap. 3) noch genauer ein.

Gefühlschaos oder innerer Kompass – welche Funktionen haben Emotionen?

Funktionen von Emotionen

- Sie machen uns lebendig, motivieren und verleihen unserem Erleben Bedeutsamkeit.
- Sie drücken unsere inneren Bedürfnisse aus und geben uns so Orientierung.
- Sie helfen unsere Bedürfnisse auch anderen gegenüber auszudrücken und dienen so der Kommunikation und Beziehungsregulation.

- Somit stellen sie Verbundenheit und Nähe her.

Wenn wir in einem Film den sympathischen Hauptcharakter nach einer Katastrophe, wie einem Unfall seiner Familie, weinen sehen, können wir sein Empfinden nachfühlen. Im besten Fall wissen wir, wie sich der Schmerz in Brust anfühlt, wie eine Schwere auf dem Körper liegt und der Druck hinter seinen Augen und in seinem Hals zunimmt, bis es zu Tränen kommt. Diese Tränen sind die Intentionen und Handlungen, die das Gefühl anstoßen will. In einem selbst will die Emotion etwas bewegen. Aber auch an das Gegenüber sendet sie eine Nachricht. Als Zuschauer würden wir am liebsten den Leidenden umarmen und halten. Emotionen machen aktiv und lebendig. Ob es das Umarmen und Trösten ist, sie führen zu einer Auseinandersetzung mit sich selbst in Beziehung zu der Welt und den Mitmenschen. Wer schon mal ein Fußballspiel im Stadion erlebt hat oder auf einem Konzert war, kennt die Leichtigkeit vorab, die ansteckt und anregt. Man kennt die Aufregung, wenn das eigene Team vor dem Tor des Gegners ist oder die Vorband ausgespielt hat und das Hauptkonzert in wenigen Minuten beginnt. Erinnern Sie sich etwa daran, einen Freund oder eine Freundin nach langer Zeit wieder zu sehen. Die meisten Menschen nehmen eine wohltuende Wärme im Körper wahr, die zu einer Leichtigkeit führt und hinaus möchte, um das Gegenüber zu umarmen, zu küssen oder einfach nur nette Worte auszusprechen. Die Freude kann dabei so ansteckend sein, dass auch das Gegenüber sie spürt. Es bleibt nicht nur bei einem Lächeln, sondern man lacht.

Andere Emotionen wie Angst, Scham oder auch Schuld hindern uns und schränken unsere Lebendigkeit ein. Sie führen zu einer Passivität, die wir uns meist gar nicht wünschen. Mal ist es die Angst die Kontrolle zu verlieren, mal ist es die Vorstellung den Blicken der anderen ausgeliefert zu sein und seine Makel offenbart zu wissen. Ein anderes Mal ist es nur die Vorstellung eines falschen Handelns, die uns abhält etwas zu machen. Auch das Gegenüber merkt das, weil wir alle schon einmal in einer Situation waren, in der wir uns bloßgestellt fühlten, in der wir für Fehlverhalten geradestehen mussten oder unser Puls schneller wurde und wir unser Herz gegen die Brust klopfen hörten.

2 Emotionen – der innere Kompass

Emotionen sind beziehungsregulierend und ermöglichen es uns nicht nur, unsere eigenen Bedürfnisse zu verstehen, sondern helfen auch diese zu kommunizieren. Emotionen geben Wünschen und Handlungen Bedeutung. Sie werden damit zu Indikatoren für Veränderungen in der Innen- und Außenwelt. Unser körperliches Erleben und unsere kognitive Verarbeitung helfen uns dabei die Situation zu verstehen und ihre Bedeutung für uns einzuschätzen. In der folgenden Tabelle (▶ Tab. 2.1) sind Beispiele beschrieben, welche Informationen die jeweiligen Emotionen uns und anderen vermitteln können.

Emotionen bieten uns und anderen wichtige Informationen darüber, was uns innerhalb von Beziehungen wirklich wichtig ist. Sie motivieren uns Handlungen umzusetzen oder zurückzuhalten. Mal erscheint das Umsetzen, mal das Zurückhalten schwierig. Man erlebt es als (sozial) unangemessen. Innerhalb der Psychotherapie geht es nicht darum, dass wir Menschen dazu bewegen wollen, diesen Impulsen in der Realität zu folgen. Vielmehr geht es darum, die Kapazität aufzubauen, das gesamte emotionale Ausmaß – mit Körper-, Verhaltens- und Erlebniskomponente – innerhalb der Therapie zu erleben und im Verlauf reflektieren zu können. Gemeinsam wollen wir die Fähigkeit erarbeiten eigene Motivationen, Wünsche und Handlungen wahrzunehmen, sodass Patienten und Patientinnen das eigene Leben autark gestalten können. Im Folgenden stellen wir vor, wie die verschiedenen Emotionen für uns hilfreich und wegweisend sein können, aber auch, wo sie hemmende und problematische Wirkungen entfalten können.

Freude zeigt an, dass eine Erfahrung positiv wahrgenommen wird und man sie wiederholen möchte. Es kann sie lebendig erscheinen lassen und aktivierend wirken, wenn ein persönliches Ziel erreicht wurde. Sie ist verbindend, wenn man sie zusammen mit anderen erleben kann. Auch wenn man sie allein erlebt, nimmt man einen Anteil wahr, der das Positive teilen möchte. Sie möchten sich unter Umständen selbst belohnen und erleben eine zunehmende Motivation einen Prozess fortzusetzen. Erste Therapieerfolge können zu Freude führen und dafür sorgen, dass Sie mit den nächsten Schritten fortfahren wollen. Innerhalb der Freude lassen sich auch Emotionskonzepte von Stolz, Dankbarkeit und Großzügigkeit zusammenfassen. Zu wenig Freude kann das Leben eintönig und leblos erscheinen lassen und dazu führen, dass man eigene Entwicklungsschritte

Gefühlschaos oder innerer Kompass – welche Funktionen haben Emotionen?

nicht wahrnimmt. Zu viel Freude kann ebenso schwierig sein. Ein Mensch erscheint manchmal sehr freudig, obwohl das mit der Lebensrealität (z. B. nach einer Trennung oder Krankheit) nicht vereinbar ist. Dies könnte unter Umständen das Erleben von anderen wichtigen Emotionen wie Trauer oder Wut überdecken. Dazu mehr im Kapitel zu Abwehrmechanismen (▶ Kap. 4).

Wut signalisiert, dass eine Erfahrung negativ wahrgenommen wird und man sie nicht wiederholen möchte. Unter Umständen wurde ein wichtiges Bedürfnis vom Gegenüber verwehrt. Unsere Wut motiviert dazu etwas zu verändern, notfalls auch gegen Widerstände. Wut hat sozialpsychologische Aspekte. Erst die Wut motiviert zu einem politischen Protest, wenn Ungerechtigkeit wahrgenommen wird und man sich selbst oder andere verteidigen möchte. Dabei gibt es, wie bei allen anderen Emotionen auch, unterschiedliche Intensitäten. So mag Ärger nicht das volle Ausmaß der Wut widerspiegeln. Rage kann die überschießende, nicht zu reflektierende Wut bezeichnen, die in anderen den Wunsch aufkommen lässt zu fliehen. Zu viel Wut kann Beziehungen schaden, besonders wenn man keinen Raum für die Bedürfnisse von anderen lässt oder keine Schuld empfindet, wenn man über die Stränge schlägt. Empfindet man zu wenig Wut oder kann selbst kleiner Ärger nicht ausdrückt werden, erlebt man sich unter Umständen in einem ständigen Machtgefälle oder in einer masochistischen Haltung. So bleiben auch die kleinsten Bedürfnisse unerfüllt.

Trauer hilft dabei Verluste und Enttäuschungen zu akzeptieren. Sie ist ein schmerzhaftes Gefühl, wirkt aber fast immer erleichternd, wenn man sie erst einmal richtig spüren kann. Dieser schmerzhafte Anteil ist auch der Grund, weshalb viele die Trauer von sich fernhalten und damit zusammenhängende Thematiken verdrängen. Dabei ist Trauer essenziell, um mit Verlusten umzugehen. Das spiegelt sich in den Gebräuchen verschiedener Kulturen wider, die zu Beerdigungen sogar »Trauerweiber« bezahlen, deren laut-weinendes Betrauern die Gemeinschaft anregen soll Gleiches zu tun.

Ekel signalisiert, dass etwas Ungewolltes über die eigenen Körpergrenzen zu nah gekommen ist oder kommen könnte. Es kann auch zu Formen von zwischenmenschlichem Ekel kommen, wenn der eigene Raum nicht gewahrt wird und Mitmenschen einem zu nahe stehen oder eine eigene Thematik preisgeben, die sozial unangemessen sein könnten. Ekel kommt

Tab. 2.1: Die interpersonelle Ebene der Emotionen

Emotion	Gedanken	Inneres Erleben	Wunsch an sich selbst	Wunsch an das Gegenüber
Freude	»Ich könnte Bäume ausreißen!« »Ich bin glücklich.«	Leichtigkeit und Entspannung, will geteilt werden	»Ich möchte die Freude mit anderen teilen.« »Ich will dem anderen sagen, dass ich XY (z. B. Eisessen) will.«	»Komm zu mir, lass uns gemeinsam Spaß haben!« »Lass uns die Freude gemeinsam teilen.«
Wut	»Ich koche innerlich!« »Ich explodiere gleich!« »Was bildet die sich ein!« »Jetzt reicht es mir aber!«	Wärme und Energie ist im Körper und möchte raus	»Ich möchte mich durchsetzen! Gleich greife ich an!« »Ich muss mich selbst behaupten.«	»Verzieh dich, sonst wird es gefährlich!« »Geh weg! Sonst droht Gefahr!« »Mach, was ich will!«
Trauer	»Jetzt bin ich so allein; ohne dich!« »Ich vermisse dich so sehr.«	Druck hinter den Augen, Tränen, Schwere auf der Brust	»Ich möchte den anderen zurückbekommen.« »Lass die Trauer zu und weine!«	»Komm zu mir zurück!« »Bleib bei mir.« »Tröste mich. Nimm mich in den Arm.«
Ekel	»Igitt, halt das bloß fern von mir!« »Ich will mir das nicht anschauen.« »Das ist widerlich.«	Übelkeit, Unwohlsein im Magen-Darm-Bereich	»Etwas Fremdes ist mir viel zu nah.« »Halt dich/es fern.« »Ich möchte etwas aus mir herauswürgen!«	»Geh weg von mir!« »Achte meine Grenzen.«
Neid	»Warum hat er das und ich nicht!«	überwiegend dieselben Empfindungen wie bei	»Ich möchte noch mehr.«	»Gib mir etwas, das mir wertvoll erscheint!«

Tab. 2.1: Die interpersonelle Ebene der Emotionen – Fortsetzung

Emotion	Gedanken	Inneres Erleben	Wunsch an sich selbst	Wunsch an das Gegenüber
	»Das will ich auch.« »Ich habe einfach zu wenig.« »Wenn ich das bekomme, erhalte ich endlich Respekt.«	der Wut; Neid wird jedoch häufig nur intellektuell wahrgenommen und daher teils als Abwehr von Wut diskutiert	»Ich möchte etwas von dir wegnehmen.«	»Komm näher, ich will das auch.« »Lass mich neben dir stehen, damit ich dem Wertvollen nahe bin.«
Scham	»Pass auf, dass niemand etwas sieht oder erfährt.« »Die werden dich für deinen Fehler auslachen.«	erröten, erhöhte Aufmerksamkeit auf das Verhalten und die Blicke der anderen	»Ich möchte in den Boden verschwinden.« »Ich muss hier weg.« »Ich will unscheinbar sein.«	»Schau mich nicht an.« »Dreh dich ab und verurteile mich nicht.«
Schuld	»Ich habe schon wieder etwas falsch gemacht.« »Ich habe einen Fehler begangen.« »Die anderen werden mich bestrafen.«	ähnlich zur Trauer, aber heftiger, häufig wellenförmig	»Ich will zu dir, um mich zu entschuldigen.« »Ich muss aktiv werden, um etwas zu verändern.«	»Ich bereue es, bitte verzeihe mir.«
Angst/ Furcht	»Hilfe, ich muss hier weg!« »Gefahr!«	Atemnot, Herzklopfen, innere Unruhe (siehe ▶ Kap. 3)	»Ich muss weggehen.« »Ich brauche Schutz.«	»Bring dich auch in Schutz! Es ist gefährlich!« »Beschütze mich!«

nicht selten als Folge sexualisierter Gewalt und sexuellen Missbrauchs auf, wobei es in extremer Weise zur Verletzung der eigenen Körpergrenzen kommt. Er kann aber auch auftreten, wenn etwa ein Elternteil das Kind immer wieder umarmt oder umschlingt und dabei kein Gespür dafür hat, ob und wann es dem Kind zu viel wird. Innerhalb der Therapie gilt es zu herauszufinden, wie der Ekel ausgedrückt und erlebt wird. Häufig erleben Patienten und Patientinnen den Ekel sich selbst gegenüber oder als etwas in ihnen, dass sie nicht klar beschreiben oder fassen können.

Neid weist darauf hin, dass man sich etwas vom Gegenüber aneignen möchte, das man selbst nicht besitzt. Ähnlich wie ein Kind, das auf dem Spielplatz die Schaufel eines anderen klauen möchte, um endlich auch eine Sandburg zu bauen, stehen auch wir als Erwachsene solchen Situationen gegenüber. Die Schaufel mag hier jedoch eine bestimmte Form von Macht und Einfluss oder aber bereits erreichte Ziele darstellen. Die Bandbreite kann sich von Neid auf eine Freundin mit einer Familie und Kind bis hin zu Neid auf die Position des Therapeuten erstrecken. Häufig erleben Menschen den eigenen Neid nicht bewusst – statt die Emotion zu erleben, konkurrieren oder argumentieren sie. Das kann mal subtil und ein anderes Mal ganz forsch geschehen. Dabei erscheint Neid als eine sehr komplexe Emotion, die Anteile von Scham, Wut und Ekel enthält.

Scham gehört zu den komplexeren Emotionen, die sich erst im Rahmen der Sozialisation in den ersten Lebensjahren entwickeln. Die bekanntesten Kennzeichen sind sicherlich der glühende Kopf und das Erröten. Dies geschieht fast ausschließlich, wenn andere Menschen anwesend sind, oder wenn man sich beobachtet fühlt. Erlebt man allein Scham über das eigene Handeln, ist dies meist durch Gedanken an frühere Erlebnisse in Gemeinschaften begründet. Dies ist verbunden mit einem sehr unangenehmen Spannungsgefühl und dem Wunsch zu verschwinden oder unsichtbar zu sein. Die Röte und Hitze im Gesicht erscheinen somit widersprüchlich zu dem Wunsch nicht gesehen zu werden und oft ärgert man sich selbst darüber, keine Kontrolle über das Erröten zu haben. Dabei hat das Erröten wohl auch eine gute Funktion, denn es liegt auch eine Bürde darin, seine (vermeintlichen) Schwächen und Makel immer verbergen zu müssen. Das Erröten gibt ein eindeutiges Signal an die Mitmenschen: Das ist mir *wirklich* peinlich. Und wenn dann eine verständnisvolle Reaktion kommt, ist dies ungemein entlastend.

Gefühlschaos oder innerer Kompass – welche Funktionen haben Emotionen?

Da Scham als so unangenehm erlebt wird, entsteht oft eine ausgeprägte Angst vor Scham und ein Vermeiden von (potenziell) schamhaften Situationen. Das Schamgefühl, das in den Alltagsfunktionen einschränkt und lebensübergreifend präsent ist, findet sich im Kern vieler psychischer sowie auch körperlicher Erkrankungen. Auf psychischer Ebene zeigt sich dies je nach Ausprägung als eine soziale Phobie (Angst vor der Bewertung durch andere), als Prüfungsangst oder als Persönlichkeitsstörung. In der ICD-10 entsprach dies am ehesten der ängstlich-vermeidenden Persönlichkeitsstörung.

Freude, Wut, Trauer und Neid sind adaptive Emotionen, die positive Handlungen anstoßen und Veränderungen umsetzen wollen. Im Gegensatz dazu ist Scham, ähnlich wie Angst, eine inhibierende Emotion, die Handlungen und Wünsche unterdrückt. Für alle Patienten und Patientinnen ist es wichtig sich dies zu vergegenwärtigen und sich innerhalb der Therapie aktiv gegen die Scham zu stellen und z. B. offen eigenen Drogenkonsum, eigenes Ess- und Sexualverhalten, aber auch die mögliche Unzufriedenheit mit dem Therapeuten oder Selbstkritik zu thematisieren.

Exkurs: Ängstlich-vermeidende Persönlichkeitsstörung

In der ICD-10 wurde mit »ängstlich-vermeidender Persönlichkeitsstörung« eine Störung beschrieben, die sich durch Schüchternheit, hohe Verletzbarkeit, Selbstunsicherheit (Selbstzweifel) und soziale Rückzügigkeit (also Vermeidung sozialer Interaktionen, die unangenehm sein könnten) bezeichnet. Während Schüchternheit und Vorsicht in einem gewissen Ausmaß normal und wichtig sind, beschreibt das Störungsbild Menschen, die so empfindlich sind, dass ihr Leben dadurch stark beeinträchtigt wird. Dies kann häufig auch zu anhaltenden oder wiederkehrenden Depressionen beitragen.

Nach der ICD-11 und dem Fünf-Faktormodell (▶ Tab. 1.1) ist diese Persönlichkeitsstörung am ehesten durch eine hohe Ausprägung von negativer Emotionalität (Ängstlichkeit und leichte Verletzbarkeit mit raschem Erleben von Scham und Schuld) und Verschlossenheit (In-

> troversion, Zurückgezogenheit, Vermeidung von Intimität und Nähe) gekennzeichnet.

Schuld ist eine oft nur schwer zu ertragende Emotion. Sie tritt meist auf, wenn man eigene Fehltritte wahrnimmt und die Folgen für andere Menschen begreift. Schuldgefühle können dazu motivieren sich verantwortlich mit dem eigenen Handeln auseinanderzusetzen, etwa durch eine Geste der Entschuldigung. Dabei beschreibt bereits der Begriff der »Ent-Schuldigung« das Verlangen sich dieser unangenehmen Emotion zu entledigen. Schuld kann aber auch verhindern, sich selbst zu behaupten und für eigene Wünsche und Ziele einzustehen. Vor allem Patienten und Patientinnen mit Persönlichkeitsstörungen kennen Schuldgefühle, nach Impulsdurchbrüchen oder Beziehungsabbrüchen. Vor allem aber Schuldgefühle gegenüber eigenen aggressiven Fantasien, die jedem Menschen bekannt sind, prägen dieses Krankheitsbild. Häufig ist dieser Mechanismus erst durch einen Therapeuten oder eine Therapeutin deutlich wahrzunehmen. Vertreter und Vertreterinnen psychodynamischer Psychotherapien gehen davon aus, dass es Schuldgefühle sind, die Menschen davon abhalten Wut gegenüber wichtigen Menschen zuzulassen, um sich selbst zu behaupten. Viele Menschen wenden dann, zum Schutz ihrer wichtigsten Menschen, die Aggressionen schuldhaft gegen sich. Dabei erleben sie quälende Selbstvorwürfe, Entwertungen, aber auch körperliche Symptome wie etwa Schmerzen. Wofür wir uns schuldig fühlen, ist sozial, familiär und kulturell geprägt. Schuld ist wie jede andere Emotion auch tief in die eigene Biografie verwebt, sodass es essenziell ist, die persönliche Bedeutung zu erarbeiten.

Wir erleben es häufig, dass es auch Therapeuten und Therapeutinnen schwer fällt Schuld und Scham auseinanderzuhalten, und oft erleben wir Scham als Folge von schuldhaften Gedanken. Wir wollen hier versuchen, diese Komplexität zu reduzieren: Der Impuls bei der Scham ist eher das Verstecken und der Gedanke »Ich bin schlecht«. Der Impuls bei der Schuld ist dagegen die Beichte und der Satz »Ich habe schlecht gehandelt«. Ersteres verweist auf einen Zustand, Letzteres auf einen Prozess. Erröten kennzeichnet demnach Scham- und nicht Schuldgefühle.

Fallbeispiel: Der stille Informatiker

Der 27-jährige Informatiker beginnt aufgrund depressiver Symptome mit einer Psychotherapie. Nach seinem dualen Studium erlebe er zum ersten Mal, dass er keine Motivation und kein Interesse für die Arbeit aufbringen könne. Er ziehe sich aus dem Kontakt mit den Kollegen zurück, gehe z. B. weniger zu den gemeinsamen Mittagspausen. Er sei selbst überrascht über seine Unlust an der Arbeit. Vor fast sieben Jahren habe er sich bewusst diesen Beruf ausgesucht, da er immer Spaß daran hatte und z. B. auch gerne privat mit 3D-Druckern experimentiere. Doch auch an diesem Hobby habe er die Lust verloren. Je mehr der Therapeut den zeitlichen Beginn der depressiven Symptomatik untersucht, fällt vor allem eine Veränderung im Arbeitsleben auf: Sein langjähriger Chef, der ihn während seiner Ausbildung und seines Studiums begleitete und sogar seine Bachelorarbeit betreute, verließ das Unternehmen. Sein neuer Chef sei im gleichen Alter, habe jedoch wenig Erfahrung innerhalb der Firma und mit den speziellen Aufgaben seiner Abteilung. Obgleich der Chef immer wieder über Prozesse und Hintergrundwissen informiert werden müsse, zeige er über die Unterstützung wenig Dankbarkeit. Der Patient erlebe den neuen Chef dabei als arrogant und entwertend. Die zusätzliche Arbeit und das neue Erleben eines Machtgefälles scheinen den Patienten zu deprimieren und zu einem sozialen Rückzug zu führen. Ein kurzer Therapieabschnitt verdeutlicht die emotionalen Schwierigkeiten des Patienten:

Therapeut:	Welches Gefühl haben Sie gegenüber Ihrem Chef?
Patient:	Ich glaube ... ich glaube, ich bin wütend.
Therapeut:	Glauben Sie es nur oder sind Sie sich sicher?
Patient:	Ich bin wütend auf meinen Chef!
Therapeut:	Okay! Jetzt, wo Sie von der Wut auf Ihren Chef sprechen, verändert sich Ihr Körperempfinden?
Patient:	Ich verstehe nicht, was Sie meinen.
Therapeut:	Wie spüren Sie die Wut in Ihrem Körper?
Patient:	Ich spüre keine Wut im Körper. Was soll ich denn spüren?

Therapeut:	Es wird unsere Aufgabe sein, das herauszufinden. Fällt Ihnen denn gerade etwas an Ihrem Körper auf? Ein Körperempfinden, eine Mimik oder Gestik?
Patient:	Nein, gar nichts!
Therapeut:	Ist Ihnen aufgefallen, dass Sie zweimal kurz die Fäuste geballt haben?
Patient:	Nein, überhaupt nicht.

Der junge Patient kann zwar intellektuell Wut benennen, nimmt jedoch keine körperlichen Veränderungen wahr. Ohne diese Veränderung bleibt die Emotion eine reine »Kopfsache«, mit der er sich selbst und dem Gegenüber rational die Gründe für seine Wut erklären kann, aber seine Emotion nicht vollständig in ihrer ganzen Intensität und mit ihrer Körperkomponente innerlich erleben kann. Erst durch das körperliche Erleben (hier z. B. »geballte Fäuste«) kann die Emotion ihre adaptive Wirkung entfalten und der Patient kann sich selbstsicher und stark anstatt depressiv-verunsichert fühlen. Nehmen wir unsere Emotionen nicht vollständig wahr, kommt es dazu, dass wir unsere eigenen Wünsche nicht verstehen und es auch unserem Gegenüber so ergeht.

Menschen, die, ähnlich dem Patienten, schon früh solche Bewältigungsstrategien erlernt haben, um den Belastungen der Kindheit standhalten zu können, nutzen den Rückzug aus dem sozialen Umfeld als Lebensstrategie und bleiben dabei hinter ihren eigenen Erwartungen und Möglichkeiten zurück. Dies erscheint in der frühesten Kindheit jedoch wesentlich erträglicher als sich mit unerträglichen Emotionen gegenüber den Eltern auseinanderzusetzen. Dabei ist nicht die Auseinandersetzung mit nur einer Emotion das Problem. Der Informatiker wusste um den Jobwechsel und die Bemühung seines Vorgesetzten sich das Fachwissen selbst beizubringen. Er empfand Mitgefühl für die Situation und auch eine gewisse Zuneigung zu ihm. Seine Wut über die Entwertungen und die wahrgenommene Arroganz stand damit seinem eigenen wohlwollenden Mitgefühl gegenüber. Das ganzheitliche Erleben dieser komplexen Emotionen hielt er zum Schutz seines Gegenübers und seines Selbst zurück. Ein wenig später in der Therapie zeigte sich die Angst vor seiner eigenen Wut.

Gefühlschaos oder innerer Kompass – welche Funktionen haben Emotionen?

Patient:	(atmet tief ein) Ich habe die Fäuste nicht gemerkt.
Therapeut:	Und jetzt, merken Sie die Fäuste?
Patient:	Ja.
Therapeut:	Was möchten Ihre Fäuste eigentlich machen?
Patient:	Ich will niemanden schlagen. Das macht man nicht!
Therapeut:	Sie haben absolut recht, man schlägt keine Menschen. Hier schauen wir uns erstmal nur Ihre Gedanken und Fantasien an. Könnte es sein, dass die Wut in Ihnen gerne rausmöchte?
Patient:	Nein, besser nicht. Ich könnte sonst die Kontrolle verlieren.
Therapeut:	Erleben Sie gerade eine Veränderung in Ihrem Körper?
Patient:	Ich habe einen Druck auf der Brust und meine Schulter schmerzen.

Der Hinweis auf die Fäuste und mögliche damit verbundene aggressive Impulse zeigen uns, dass er das volle Erleben seiner Emotionen nicht tolerieren kann. Grund hierfür ist der Gedanke die Kontrolle zu verlieren und seine Impulse nicht zurückhalten zu können (Angst). Im weiteren Verlauf der Sitzung wurde deutlich, dass er die Vorstellung habe zu explodieren und »wie eine Bombe« das Büro zu zerstören. Um seine ihm liebgewonnene Arbeitsstelle selbst in seinen Gedanken nicht in Mitleidenschaft zu ziehen, kommuniziert er seine Emotionen nicht mit sich selbst und schon gar nicht mit außen. Die Folge ist, dass er bewegungsunfähig, abgeschlagen und lustlos wird, als ob er selbst von seiner »Bombe« getroffen sei. Ziel der weiteren Therapie war es, die Angst beim Erleben seiner Wut zu reduzieren, um es ihm zu ermöglichen, die möglichen Impulse und Wünsche wohlwollend zu erforschen und angemessen umzusetzen. Zeitgleich suchten wir nach einer Erklärung für seine Zurückhaltung in seiner Kindheit.

Andere Menschen wiederum sind so sehr von den Empfindungen einer Emotion überwältigt, dass sie impulsiv handeln, um das unangenehme Körpergefühl loszuwerden. Das körperliche Erleben ist allgegenwärtig und die Gedanken scheinen abgetrennt zu sein. Diesen Menschen ist es beinahe unmöglich ihre Impulse im Moment des Erlebens zu tolerieren und reflektieren. Häufig erscheint aggressives Verhalten als bester Weg Missempfindung zu reduzieren. Eine Patientin schilderte, welche Anspannung emotionale Nähe zu anderen Menschen bei ihr auslöst. Erst durch Konflikte würde sich wieder eine Distanz herstellen lassen, die für sie den Kontakt erträglich machen würden. So kam es bei der Arbeit immer wieder zu Konflikten, obwohl sie um die Folgen für das Arbeitsklima und berufliche Konsequenzen wusste. Über die letzten zehn Jahre war es ihr entgegen ihrem Wunsch unmöglich gewesen, sich selbst von solchen Handlungen abzuhalten. Andere Patienten und Patientinnen richten die Aggressionen gegen die eigene Person. Dies geschieht in Form von offensichtlichen Selbstverletzungen wie etwa Ritzen oder Kratzen oder von heimlichen Selbstverletzungen durch das Ausziehen von Haaren oder Kneifen. Eine Patientin von mir ritzte immer ihre Oberschenkel und Hüften, da sie diese gut vor anderen verstecken konnte. Im schlimmsten Fall sind die Emotionen und die daraus resultierende Anspannung so überwältigend, dass sie durch Suizidgedanken bis hin zu Suizidversuchen gegen sich selbst gerichtet werden.

Fallbeispiel: Der unsichere Lehrer

Ein 44-jähriger Lehrer stellte sich mit einer leisen, kaum zu vernehmenden Stimme vor und berichtete von Schulter-Nacken-Schmerzen, Übelkeit und Bauchschmerzen, die ihn seit etwa drei Jahren plagten. Seit seiner Kindheit entwerte er sich selbst, zog sich aus seinem Alltag zurück und erlebte bei Konflikten starke körperliche Beschwerden. Er glaubte, dass andere ihn als »dumm«, »hässlich« und »fett« bezeichnen könnten. In seiner Jugend gab es immer wieder Phasen, in denen er viel aß, da dies seine Übelkeit und Bauchschmerzen linderte. Während seiner Studienzeit betrank er sich immer wieder auf Partys, um besser in Kontakt zu Kommilitonen treten zu können. Gab es Schwierigkeiten im Kollegium, zog er sich zurück und haute mit seiner geballten Faust gegen die Wand. Seine Frau, mit der er seit seinem Studium zusammen war, nahm dies kaum noch wahr. Er schloss sein Lehramtsstudium ab und gründete eine Familie. Zwei Jahre nach der Geburt seiner Tochter nahmen die körperlichen Beschwerden zu. Durch motivierende Worte

Gefühlschaos oder innerer Kompass – welche Funktionen haben Emotionen?

seines einzigen Freundes überwand er seine Scham und entschied sich für eine Psychotherapie. Der Lehrer hatte schwerwiegende Einschränkungen seines emotionalen Erlebens. Obgleich er, wie der vorherige Patient, Schwierigkeiten mit seiner eigenen Wut und Selbstbehauptung hatte, konnte er diese nicht als solche benennen. Verschiedene Emotionen konnte er kaum voneinander unterscheiden. So war er sich unsicher, ob er Angstsymptome oder die Körperempfindungen von Wut verspürte. Auch bei Freude und Stolz erlebte er Anspannung am ganzen Körper und ein »flaues Gefühl in sich«. Emotionen führten zu belastenden Anspannungssymptomen wie Erbrechen, Übelkeit, Schwitzen oder Druck im Bauch. Diese Anspannung konnte er nur durch impulsives Verhalten reduzieren, indem er etwa mit der Faust gegen die Wand schlug. Eine Kommunikation seiner Gefühle mit sich selbst sowie gegenüber dem Therapeuten war kaum möglich. Ein Abschnitt aus der Therapie soll das verdeutlichen.

Patient:	Ich wollte mit meiner Tochter den Spielplatz verlassen und wusste, dass sie nicht wollte. Sie spielte mit ihren Kita-Freundinnen Fangen. Ich wollte etwas sagen, aber wollte sie nicht verärgern. Sie wird dann immer ganz wütend. Sie kreischt und alle Blicke drehen sich um.
Therapeut:	Welches Gefühl hatten Sie Ihrer Tochter gegenüber?
Patient:	Ich bin kein guter Vater, ich kann mich nicht durchsetzen!
Therapeut:	Merken Sie, wie Sie sich entwerten, wenn ich nach Ihren Emotionen Ihrer Tochter gegenüber fragen?
Patient:	Ich bin kein guter Vater.
Therapeut:	Sie machen es gerade wieder. Wenn Sie sich jetzt mal nicht entwerten würden, welches Gefühl würde dann Ihrer Tochter gegenüber aufkommen?
Patient:	Ich weiß nicht.
Therapeut:	Welches Gefühl kommt Ihrer Tochter gegenüber auf, wenn sie kreischt und jeder auf Sie schaut?

Patient:	(schaut am Therapeuten vorbei) Ich weiß nicht ... also ... ich denke ich werde dann... ich kenn das von früher, also als ich .... ich weiß nicht. Was?
Therapeut:	Fällt Ihnen das Denken gerade schwer?
Patient:	Ja. Ich glaube schon.
Therapeut:	Lassen Sie uns kurz eine Pause machen und uns anschauen, was gerade passiert ist. Als wir über die Emotionen Ihrer Tochter gegenüber gesprochen haben, konnten Sie nicht mehr denken. Richtig?
Patient:	Ja, genau das ist passiert. Ich wollte Ihnen etwas erzählen, aber ich wusste nicht mehr was und hatte Ihre Frage nicht mehr im Kopf!
Therapeut:	Können wir sagen, dass es zu Denkstörungen kommt, wenn Sie über Ihre Gefühle nachdenken?
Patient:	Ja.
Therapeut:	Die Gefühle gegenüber Ihrer Tochter sind in so einem Moment sicherlich sehr komplex. Sie lieben sie, sind für sie da, gehen mit ihr zum Spielplatz und holen sie von der Kita ab. Gleichzeitig kreischt sie und kann dafür sorgen, dass die Blicke anderer auf Ihnen liegen. Kann es sein, dass diese komplexen Gefühle Ihnen Angst machen?
Patient:	Ja, ich bin total angespannt.
Therapeut:	Merken Sie noch etwas Anderes im Körper?
Patient:	Ich habe Übelkeit und Bauchschmerzen und es fühlt sich an wie ein starker Druck auf der Brust, gegen den ich atmen muss.
Therapeut:	Das sind ja genau die Symptome, die Sie zu uns gebracht haben. Was Sie beschreiben, sind Angstsymptome. Im Hier und Jetzt scheinen die Symptome aufzutreten, wenn wir uns gemeinsam komplexe Gefühle anschauen.
Patient:	Sie haben recht!
Therapeut:	Was machen Sie zuhause, wenn die Übelkeit und die Bauchschmerzen kommen?
Patient:	Ich esse etwas. Aber draußen, in dem Beispiel, da ging das nicht. Ich habe mich dann weggedreht und mit meiner rechten Hand in den linken unteren Arm gekniffen und

	auf meine Zunge gebissen. Ich will das hier nicht machen, weil Sie mich dann verurteilen werden.
Therapeut:	Sind das die roten Stellen auf Ihrem Arm?
Patient:	Ja, ich glaube schon.
Therapeut:	Das heißt, Sie haben sich hier zurückgehalten so zu reagieren, wie Sie es gewöhnt sind. Dabei ist die Angst so übergeschossen, dass Sie nicht mehr denken konnten und gar nicht mehr so richtig anwesend waren. Alles, um nicht von mir verurteilt zu werden?
Patient:	Ja.

In diesem Beispiel sehen wir, dass ein Patient seine komplexen Emotionen gegenüber seinem Kind nicht gut tolerieren kann. Im Aufnahmegespräch wurde deutlich, dass der Patient sich eine Familie gewünscht hatte und seine Tochter sowie seine Frau liebt. Mit den Emotionen seiner Tochter, vor allem den Wutausbrüchen, kann er nicht adäquat umgehen. Noch vor dem Wahrnehmen der Emotionen legen sich zwei weitere inhibierende Emotionen darüber: Angst und Scham. Die Scham und die Angst erlebt er körperlich und möchte sie eigentlich impulsiv herauslassen, die Scham hindert ihn jedoch daran. Dem Patienten ist es noch nicht möglich Wut, Scham, Angst, Schuld, Liebe und Zuneigung in diesem Moment klar abzugrenzen.

Der unsichere Lehrer wies in diesem Beispiel bereits alle Einschränkungen von Emotionswahrnehmung, -verarbeitung und -ausdruck auf, die wir beschrieben hatten. Ohne eine Arbeit an diesen wichtigen Fähigkeiten würden sein Körper (Anspannung, Übelkeit, Bauchschmerzen), seine Psyche (Selbstentwertungen, Angst, Scham, Schuldgefühle und Wahrnehmungsstörungen) und sein sozialer Kontakt (Umgang mit Kollegen, Erziehung seiner Tochter, wenige Freundschaften) leiden.

Zunächst war das Ziel der Therapie, dem Patienten dabei zu helfen seine Angst und Anspannung besser regulieren zu können und dann die Bereitschaft zu steigern sich mit seinen eigenen emotionalen Schwierigkeiten auseinanderzusetzen.

Beide Patienten aus den Beispielen haben Probleme bei der Emotionswahrnehmung, allerdings mit unterschiedlicher Ausprägung. Der Informatiker kann erkennen und benennen, dass er wütend ist, die Emotion allerdings nicht vollständig erleben. Der Lehrer erlebt eine diffuse Anspannung sowie körperliche Beschwerden und kann verschiedene Emotionen fast gar nicht voneinander unterscheiden. Der Lehrer hat auch große Probleme bei der Impulskontrolle: Die Anspannung der aufkommenden Emotionen ist kaum zu ertragen und er muss sie über Selbstverletzungen abbauen. Plötzliche impulsive Wutausbrüche (Schlagen gegen eine Wand) sind ein anderes Beispiel für Impulsivität. Wem »der Kragen platzt«, wer plötzlich laut herumschreit, der oder die kann die Wut im Inneren nicht mehr aushalten und muss sie herausschreien. Der Informatiker hingegen ist eher überkontrolliert; schon die Vorstellung, er könne in Wut ausbrechen, macht ihm Angst.

Auch wenn Stolz und Freude eine große Rolle in unserem Leben zukommt und wir sie als positive Emotionen benennen, ist es wichtig sich auch mit diesen auseinanderzusetzen. Häufig führt der Umgang mit den unangenehmen und angstinduzierenden Emotionen dazu, dass kaum Freude aufkommen kann. Denken Sie etwa an den stillen Informatiker, der sich zunehmend aus seinem Beruf und seinem Hobby zurückzieht. Durch diesen Rückzug beraubt er sich selbst dem Stolz über die berufliche Entwicklung und Freude beim gemeinsamen Mittagessen mit den Kollegen. Das Beispiel des unsicheren Lehrers können wir nutzen, um uns zu verdeutlichen, dass die ständigen Selbstentwertungen Stolz über die bisher erreichten Lebensabschnitte verhindern. Dieser Patient schloss nach seinem Abitur ein Lehramtsstudium ab, gründete eine Familie und war in seinem Beruf erfolgreich. Die Freude hierüber verbaute er sich durch seinen Umgang mit seinem emotionalen Erleben. In einer anderen Therapiesitzung untersuchten wir seine positiven Gefühle, nachdem er sich gegenüber der Oberstufenleiterin durchgesetzt hat. Noch bevor die Emotion körperlich erlebt wurde, kam es zu Anspannung und einer Enge auf der Brust, die er immer wieder durch Entwertungen regulieren wollte.

Häufig führen auch positive Emotionen bei Menschen mit einer Persönlichkeitsstörung zu Angstsymptomen und schränken die Lust auf das Leben ein.

Probleme bei der Emotions- bzw. Impulskontrolle, wie sie bei der Persönlichkeitsstörung vorkommen, können als Überkontrolliertheit oder als Unterkontrolliertheit auftreten. Bei der Überkontrolle ist das gesunde emotionale Erleben gehemmt oder blockiert und Emotionen werden »zu wenig« gezeigt. Bei der Unterkontrolle kommt es eher zu einem »zu viel« an emotionalem Erleben, was vor allem dann problematisch ist, wenn man sich selbst oder andere dabei verletzt. Es sei nochmals betont, dass es hierbei immer um wiederkehrende Muster geht und nicht um einzelne Situationen.

Probleme beim Emotionsausdruck sind häufig zu beobachten, allerdings liegen dem meist schon oben beschrieben Probleme von Emotionswahrnehmung und Emotionskontrolle zu Grunde. In dem nachfolgenden Kasten machen wir einige Vorschläge zur Kommunikation von Emotionen.

Achtsame Kommunikation

- Emotionen möglichst benennen: Anstatt »Ich lade Dich nicht mehr zu meinem Geburtstag ein!« lieber »Dein gestriger Umgang mit mir hat mich geärgert. Nach so einem Gespräch bin ich verärgert, aber auch traurig. Ich möchte mich dann von dir und deinem Verhalten zurückziehen. Das sorgt dafür, dass ich meinen Geburtstag nicht mit dir feiern möchte.«
- Die *Ich-Perspektive* verwenden: Anstatt »Du hast mich verletzt« lieber »Ich ärgere mich, wenn Du so mit mir sprichst«; anstatt »Du blamierst uns!« lieber »Ich fand es peinlich, was Du gesagt hast«. Die Verwendung der Ich-Perspektive hilft zu verhindern, dass sich das Gegenüber direkt angegriffen fühlt.
- Verschiedene Perspektiven akzeptieren: Jeder Mensch erlebt Situationen aus einer eigenen Perspektive und es kann hilfreich sein, wenn jede oder jeder ihre oder seine Perspektive einbringen kann.
- Wünsche und Bedürfnisse möglichst klar benennen
- Zuhören
- Auf die Reaktionen des Gegenübers achten und ansprechen, was Sie wahrnehmen: »Du sagst, dass es ›schon okay‹ für Dich sei, aber in der Art wie Du das sagst kommt es mir so vor, als beschwichtigst Du jetzt nur.«

- Sich Gemeinsamkeiten in einem Streit überlegen und sich die selbst die Frage beantworten: »Sind wir beide aneinandergeraten, weil wir die gleichen Schwierigkeiten haben? Vielleicht kann das Gegenüber Emotionen schwer aushalten und reagiert auch impulsiv?«. Es kann aber auch sein, dass es ein Thema ist, das für beide Parteien konflikthaft ist. Nach einem Streit kann man über die Gemeinsamkeiten sprechen. Manchmal hilft dem Gegenüber auch eine Selbstoffenbarung im Sinne von: »Weißt du, es fällt mir so schwer meine Wut auszuhalten und ich möchte sie nicht so unbedacht rauslassen. Geht es dir manchmal genau wie mir?«

Emotionale Konflikte

Menschen können gleichzeitig verschiedene Gefühle gegenüber anderen Menschen haben. Dies ist ganz normal, kann aber auch schwierig sein, wenn diese Gefühle widersprüchlich sind. Wir sprechen dann von emotionalen Konflikten. Beispielsweise können wir Dankbarkeit empfinden, wenn uns ein guter Freund ein tolles Essen kocht, aber vielleicht kommt auch Neid über sein höheres Gehalt oder Wut über seinen unreflektierten Kommentar am Essenstisch auf. Oder eine andere uns nahestehende Person macht etwas, dass uns kränkt und verletzt, dann entsteht ein Konflikt zwischen der Liebe und Zuneigung und dem Ärger. Wenn es uns schwer fällt diese gemischten oder widersprüchlichen Gefühle auszudrücken und auszuhalten, kommt es zu Angst und Anspannung und diese müssen – wenn sie zu stark werden – abgewehrt werden. Mehr dazu können Sie in den nächsten beiden Kapiteln nachlesen. Der Zusammenhang zwischen konflikthaften Gefühlen lässt sich anhand des Konfliktdreiecks beschreiben (▶ Abb. 2.1).

Das Konfliktdreieck verdeutlicht uns bildlich die Wechselwirkung von Emotionen, Ängsten und Abwehrmechanismen. Um in kurzen Sätzen die grundlegende Idee der nächsten zwei Kapitel vorwegzunehmen: Wir alle

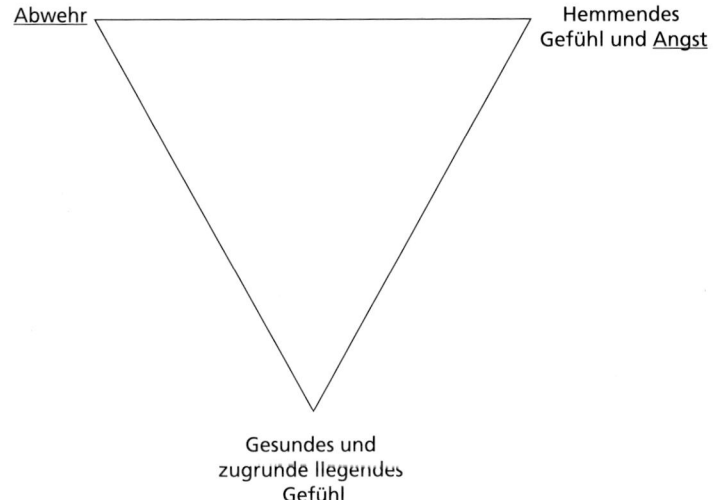

Abb. 2.1: Das Emotions- oder Konfliktdreieck (angelehnt an Abbass, A. & Schubiner, H. (2020): *Psychophysiologische Störungen*. Kohlhammer)

haben gesunde und wichtige Emotionen, die uns lebensgeschichtlich bedingt Angst machen. Um diese Angst nicht zu spüren, nutzen wir Abwehrmechanismen. Psychische Probleme entstehen nicht durch die konflikthaften Emotionen, sondern aufgrund festgefahrener Abwehrmechanismen oder Ängste. Nutzen wir beispielsweise die Fallvignette des Lehrers, führte das zugrunde liegende Gefühl von Ärger bei gleichzeitiger Liebe zu Schuld oder Scham. Diese Gefühle inhibierten ihn und hinderten ihn daran, den Ärger, wie aber auch die Liebe zuzulassen. Stattdessen entstehen Angst und Anspannung, welche abgewehrt werden. Dies passiert schnell und automatisch. Bei dem Lehrer zeigte sich dies in Selbstverletzung und -entwertung. Jemand anderes würde vielleicht sagen: »Es bringt nichts sich aufzuregen« (Rationalisierung). Dies führt aber dazu, dass der Ärger in uns bleibt und nicht gespürt und auf gesunde Weise ausgedrückt werden kann.

3 Angst bei Persönlichkeitsstörungen

Angst, Anspannung und Stress sind allgegenwärtig im Leben. Ob Persönlichkeitsstörung oder nicht, wir kennen Angst. Wir wissen um die Heftigkeit, mit der sie uns überkommen und lähmen kann. Andere motiviert sie wiederum zum Wegrennen. Vielleicht erinnern auch Sie sich, genau wie wir, an Momente aus Ihrer Kindheit oder Jugend, in denen Sie ängstlich waren. Aber wenn wir alle Angst kennen, weshalb sollten wir uns dann in einem Buch zu Persönlichkeitsstörung diesem Thema zuwenden? Es ist eine berechtigte Frage, die leicht zu beantworten ist. In unserem klinischen Alltag sehen wir bei Menschen mit einer Persönlichkeitsstörung zwei Ausprägungen. Die eine Gruppe erscheint von ihrer Angst vollkommen überwältigt und lebt, so kommt es ihnen vor, in einem angstüberfluteten Dauerzustand. Gehören Sie zu dieser Gruppe, ist Ihnen vollkommen klar, weshalb wir das Kapitel eingeführt haben. Die andere Gruppe nimmt ihre Angst überhaupt nicht wahr. Grund hierfür können fest eingefahrene Abwehrmechanismen sein (▶ Kap. 4), die sich über den Umgang mit Mitmenschen legen und den Alltag, aber auch Freundschaften oder den Umgang mit Kollegen und Kolleginnen erschweren. Manchmal erleben Sie Ängste vor allem als Gedanken, etwa bei Krankheits- oder Zukunftsängsten. Innerhalb dieser zweiten Gruppe werden Ängste spürbar, sobald wir uns innerhalb der Therapie den Gefühlen zuwenden. Daher ist es unserer Meinung nach essenziell ein ausreichendes Wissen über Angstsymptome zu haben. Dieses Wissen hilft dabei, die Symptomatik während der Sitzungen, aber auch außerhalb, wahrzunehmen und die Selbstwahrnehmung zu verbessern. Sie können die Angst als eine Art Signal für schwierige Emotionen während biografisch wichtigen Momenten sehen.

3 Angst bei Persönlichkeitsstörungen

Sie sind damit nicht allein, wir alle spüren Angst. Leider erleben die meisten Menschen mit Persönlichkeitsstörungen diese viel ausgeprägter und leiden viel stärker. Oder nehmen sie gar nicht wahr und leiden an diesen Folgen. Zwei Sätze zuvor sprachen wir bereits vom »Spüren« der Angst und weniger von den Gedanken, die damit einhergehen. Der Grund hierfür ist, dass Angst körperlich wahrgenommen wird. Wir atmen tiefer ein und es fühlt sich an, als atme man gegen einen Widerstand. Man erlebt innere Unruhe, zittert vielleicht oder spürt starkes Herzklopfen. Manch einer nimmt sogar wahr, dass sein Herz stolpert oder unregelmäßig schlägt. Manchmal ist die Angst noch heftiger. Sie kann dazu führen, dass Sie nicht mehr richtig denken können. Erst nach den körperlichen Symptomen kommen meist die Gedanken hinzu. Wir denken urplötzlich »Ich sterbe gleich« oder »Ich verliere mein Bewusstsein«. Andere wiederum sorgen sich um einen möglichen Kontrollverlust oder denken, dass Sie verrückt werden könnten. Hält die Angst länger an und schränkt das Leben ein, spricht man von einer Angststörung. Wir wollen nicht auf die unterschiedlichen Formen eingehen. Jedoch wollen wir Ihnen kurz die Symptome der Panikstörung auflisten, um Ihnen den körperlichen Charakter der Angst zu verdeutlichen.

Übung: Typische Symptome einer Panikattacke

Hinter jedem Symptom sind zwei Kästchen. Nutzen Sie zunächst die erste Spalte und machen Sie ein Kreuz in das Kästchen, wenn es sich um ein körperliches Symptom handelt. Lassen Sie es frei, wenn es sich um einen Gedanken handelt. Nutzen Sie nun die zweite Spalte und machen sie ein Kreuz, wenn Sie das beschriebene Angstsymptom aus eigener Erfahrung kennen (Fortsetzung auf der nächsten Seite).

Herzklopfen oder Herzrasen	☐	☐
Schwitzen	☐	☐
Zittern	☐	☐
Atemnot	☐	☐
Erstickungsgefühl	☐	☐
Brustschmerzen	☐	☐

Übelkeit und/oder Bauchschmerzen	☐	☐
Schwindel	☐	☐
Schauer oder Hitzewallung	☐	☐
Kribbelgefühl	☐	☐
Depersonalisation/Derealisation	☐	☐
Angst die Kontrolle zu verlieren oder verrückt zu werden	☐	☐
Todesangst	☐	☐

Wir sehen allein an den diagnostischen Kriterien, aber auch an unserem eigenen Leben, dass Angst vor allem körperlich erlebt wird. Menschen, die zu Ängstlichkeit neigen, erleben sich dabei nicht mehr nur hilflos, sondern werden es durch die Denkstörungen auch. Eine ältere Patientin etwa wurde durch Streitigkeiten mit ihrem Ehemann so ängstlich, dass sie neben Anspannung, Herzklopfen und Bauchschmerzen ab einem bestimmten Punkt vor allem Denkstörungen entwickelte. Sie konnte keine Antworten mehr finden und ihre Gedanken nicht klar fassen. Sie stellte sich nicht hilflos, sondern wurde es durch die Angst auch immer mehr.

Die Alarmanlage: Angst und Furcht

Angst lässt sich als ein Alarmsystem verstehen. Wenn es anspringt, dann werden die verschiedenen Angstsymptome, wie wir sie oben beschrieben haben, ausgelöst. Es kann viele verschiedene Auslöser für diese Alarmanlage geben. Wenn die Angst durch eine äußere Gefahr ausgelöst wird, sprechen wir von *Furcht*. Die Alarmanlage ist überlebenswichtig, um uns zu Kampf- oder Fluchthandlungen zu motivieren. Als Beispiel kann folgende Situation herangezogen werden: Stellen Sie sich vor, Sie laufen nachts durch eine leere Innenstadt, gehen um eine Kurve und sehen plötzlich einen großen, stämmigen Mann. Sie fürchten sich und Ihr autonomes Nervensystem wird aktiviert: Ihr Herz klopft, Ihre Atmung wird tiefer und versorgt Sie mit mehr Sauerstoff, die Pupillen weiten sich und unnötige Körperfunktionen werden heruntergefahren. Sie stehen vor der Wahl zu kämpfen oder zu fliehen. Auch Erstarren kann einsetzen, gewissermaßen als ein Totstellreflex. Erst dann setzt die Kognition ein und Sie erkennen, dass es sich nicht um einen riesigen Mann handelt, sondern um eine Litfaßsäule (▶ Abb. 3.1).

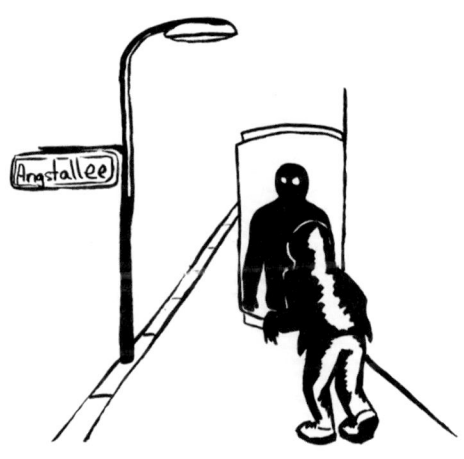

Abb. 3.1: Furchtauslösende Situation (gezeichnet von Dr. Kamiar Rückert)

Dieses Beispiel gibt es in verschiedenen Variationen, um die Entstehung der Angstsymptome zu erklären. Mal sieht man eine Raubkatze, die eigentlich eine süße Perserkatze ist, mal einen Stock, den wir als Giftschlange wahrnehmen. Das Beispiel verdeutlicht, dass zunächst das autonome Nervensystem reagiert und erst dann die Gedanken einsetzen. Sobald Sie bemerken, dass es sich um einen Stock statt einer Schlange handelt, fürchten Sie sich nicht mehr. Erst treten die Angstsymptome auf, dann beginnen die kognitiven Prozesse, und anschließend reduzieren sich die Angstsymptome. Solche konkreten äußeren Gefahren sind in unserem heutigen Leben allerdings recht selten geworden. Es mag sein, dass Sie Ihren Chef für mindestens genauso gefährlich wie eine Raubkatze halten.

3 Angst bei Persönlichkeitsstörungen

Doch bei nüchterner Betrachtung wird klar, dass dieser Mensch nicht gefährlich ist oder Sie ihn fürchten müssten. Bedenkt man dies, mag man verwundert sein, dass Angststörungen häufig sind und starke Anspannung uns in verschiedensten Lebenssituationen überkommen kann. Denken Sie an das Konfliktdreieck im vorherigen Kapitel (▶ Abb. 2.1). Statt durch eine »Raubkatze« oder eine »Schlange« entsteht Angst und Anspannung aus gemischten konflikthaften Gefühlen gegenüber anderen Menschen. Sie kommt also nicht von außen, sondern durch das Wechselspiel von Emotionen im Beziehungskontext. Die Angst vor Ihrem Chef entsteht unter Umständen, weil Sie ihm Dankbar für die Beförderung sind, aber auch verärgert über seinen Umgang mit Ihnen in dem letzten Meeting. Der Grund dafür ist folgender: Als Menschen sind wir eine lange Zeit abhängig von unseren Eltern. Im Gegensatz zu den meisten anderen Säugetieren lernen wir das Laufen erst sehr spät. Würden wir nicht getragen, gewickelt oder an den Händen gehalten werden, würden wir verwahrlosen und könnten nicht überleben. Wir sind auf die Pflege durch unsere Eltern angewiesen. Dies betrifft nicht nur die Körperpflege, sondern auch die emotionale Versorgung. Babys können sich noch nicht selbstständig beruhigen und brauchen auch dafür ihre Eltern. Da wir als Menschen so abhängig von unseren Bezugspersonen sind, kommt unweigerlich Angst auf, wenn diese Bindung in Gefahr ist. Unsere kindliche Wut oder unser kindlicher Hass auf die Eltern ist normal und wichtig für die Entwicklung, kann jedoch in Abhängigkeit vom Ausmaß der Emotion oder der Reaktion der Eltern auch dazu führen, dass wir als Kinder Angst haben, hierdurch die Bindung zu den wichtigen Bezugspersonen zu verlieren. So kann die Angst bei einem Besuch der Schwiegermutter vielleicht damit in Verbindung stehen, dass Sie wütend über ihre anmaßenden oder bevormundenden Kommentare sind, aber Ihren Partner oder Ihre Partnerin aus Liebe nicht verärgern wollen. Vielleicht haben Sie in Ihrer Vergangenheit die Erfahrung gemacht, dass Konflikte zum Ende von Beziehung führen.

Wenn Sie an die vorherige Abbildung (▶ Abb. 1.2) denken, erinnern Sie sich, dass abseits der Gene auch schädliche Umwelteinflüsse im Elternhaus ein wichtiger Einfluss für eine Persönlichkeitsstörung sind. Als Kind wollten Sie die Bindung zu Ihren Eltern nicht verlieren, vollkommen unabhängig davon, wie vernachlässigend oder gewaltsam diese waren. Wie viel Angst müsste Ihnen dann die Wut auf einen suchtkranken Vater oder auf eine psychisch erkrankte Mutter gemacht haben? Wie viel Angst müsste es Ihnen gemacht haben, einen missbrauchenden oder entwertenden Vater zu lieben? Ihre Eltern haben Sie während Ihrer Entwicklung begleitet. Sie werden also immer wieder (heftige) Gefühle ihnen gegenüber empfunden haben, die die Bindung gefährden könnten. So kommt es, dass sich die Angst gegenüber Ihren Emotionen verfestigt hat. Diese Gefühle sind der Grund für Ihre Angstsymptome.

Wir möchten dies an einem Fallbeispiel einer Studentin verdeutlichen. Ein Professor hatte sie während einer Vorlesung angeschrien. In der Folge hatte sie Angstsymptome vor dem Besuch der Vorlesung und vermied die Veranstaltung. Die Psychotherapie begann mit der Erarbeitung von Entspannungsübungen. Sie nutzte etwa Atemtechniken, um ihre Angst im Zaum zu halten. Obgleich die Studentin lernte, ihre Angst in den Sitzungen besser zu regulieren, hielt sie sich weiterhin von dem Professor und seinen Vorlesungen fern. Statt nur den Umgang mit den Symptomen zu üben, fokussierte sich die weitere Therapie auf andere Gefühle der Studentin gegenüber dem Professor. Es wurde deutlich, dass sie ihn zuvor sehr gemocht hatte und es als große Enttäuschung erlebt hatte, als er ihr unfreundlich gegenübertrat. Beim weiteren Nachfragen zeigte sich, dass dies bei der Studentin auch ziemlich viel Wut ausgelöst hatte. Das Nachfragen und das Ansprechen dieser Wut löste sogar in den Therapiesitzungen Angst und Anspannung aus. Es waren eben jene Angstsymptome, die sie vor den Vorlesungen empfand. Nachdem es gelang diese Wut in der Therapie zu spüren, zu ertragen und in ihrer Fantasie ihrem Impuls nachzugehen, verschwand auch die Angst vor den Vorlesungsbesuchen. Aus der Biografie wurde verständlich, dass der Vater der Studentin oft beruflich abwesend war und es zur Trennung der Eltern in ihrem Grundschulalter kam. Auch damals war sie vermutlich oft enttäuscht und wütend auf den Vater, wenn er mal wieder nicht da war. Sie befürchtete aber, dass es den Vater nur noch weiter forttreiben würde, wenn sie ihren Ärger zeigte. Es sind somit die gemischten Gefühle – einerseits Zuneigung, andererseits Ärger –, welche die Angst erklärten. Die Wut, die sie ihrem Professor gegenüber spürte, war vermutlich auch die, die sie zu einem bestimmten Zeitpunkt gegenüber ihrem Vater empfand. Sie hielt damals die Wut und den Ärger in ihren Gedanken zurück (Abwehr) und jede Körperempfindung, die der damaligen gleichkam, löste Angst aus. Im Kapitel der Nähe (▶ Kap. 6) gehen wir auf dieses Phänomen weiter ein und zeigen auch die möglichen Folgen auf. Wir halten dies für ein geeignetes Beispiel, um den Unterschied zwischen Furcht und Angst aufzuzeigen und Entstehungsgründe zu erklären. Furcht entsteht wegen eines äußeren Reizes, Angst wegen eines inneren emotionalen Problems. Angst ist eine Folge unserer Biografie, in der wir in der Beziehung zu unseren Bezugspersonen negative Erfahrungen beim Erleben von Emotionen gemacht haben. Das kann in jedem Lebensabschnitt geschehen.

Übung zur Reflektion (Teil 1)

Bevor Sie weiterlesen, überprüfen Sie einmal Ihre eigenen bisherigen Symptome. Nutzen Sie die Tabelle. Denken Sie zurück an Ihre Kindheit. Gab es Angstsymptome vor Ihrer Pubertät? Gab es welche während der Pubertät? Kamen diese erst nach dem Auszug aus Ihrem Elternhaus? Versuchen Sie sich bewusst zu machen, welches Alter es genau war. Schreiben Sie das Symptom auf. Gab es unter Umständen mehrere? Gehen Sie nochmal in sich und schauen Sie, in welcher Situation das Symptom entstand. War es im Kontakt mit Ihren Eltern oder mit Freunden? War es, als Sie allein waren oder in Ihrer ersten Beziehung?

Lebensjahr	Symptom	Situation

> Haben Sie die Übung übersprungen, weil es Ihnen zu unangenehm war? Oder haben Sie es für albern gehalten? Falls dem so war, halten Sie kurz inne und vergegenwärtigen Sie sich, dass Sie das Buch gekauft haben, um die Persönlichkeitsstörung und sich selbst besser kennenlernen zu wollen. Falls Sie die Tabelle ausgefüllt haben, horchen Sie kurz in sich hinein. War eine Situation besonders schwierig zu Papier zu bringen?

Die Unterschiede zwischen Angst, Anspannung und Stress

Im Gegensatz zur Furcht ist die Angst, die in Folge von emotionalen Problemen im Beziehungskontext auftritt, nicht immer leicht zu erkennen. Wenn der Tiger vor einem steht, ist es leicht zu verstehen, warum das Herz so schnell schlägt und warum alle Muskeln angespannt sind. Die Angst und Anspannung kommen bei unterschiedlichen Angststörungen und auch bei oder in Folge der Persönlichkeitsstörung vor. Der Grund ist oft schwerer zu verstehen und kommt manchmal »wie aus dem Nichts«. Wir verwenden manchmal auch den Begriff *Anspannung* dafür, da viele Menschen unter Angst eher das verstehen, was wir hier als Furcht bezeichnet haben (»Ich habe doch keine Angst, aber ich bin total angespannt, nur ich weiß nicht warum!«).

Wir halten es für sehr wichtig Angst und Anspannung als solche wahrzunehmen und uns den Symptomen innerhalb der Therapie zuzuwenden. Andernfalls sind wir den körperlichen Symptomen ausgeliefert. Weiterhin hilft das Verständnis über unsere Angst haben, dabei diese auch als Warnzeichen besser zu verstehen (Angst als »Alarmanlage«). Die Angst kann ein wichtiges Zeichen dafür sein, dass etwas emotional bedeutsam ist. Insbesondere bei langjährigen psychischen Störungen wie der Persönlichkeitsstörung haben sich die Betroffenen an die ständige Angst und Anspannung gewöhnt. In der Behandlung ist es dann wichtig, zunächst die

3 Angst bei Persönlichkeitsstörungen

Angstsymptome genau zu erfassen und im Verlauf die Auslöser der Angst besser zu verstehen und einen gesunden Umgang damit zu finden.

Wenn die Angst immer wieder aktiv wird oder nie ganz zur Ruhe kommen, sprechen wir von *Stress*. Diese Art von Stress ist sehr ungesund, er führt zu chronischer Erschöpfung, Schmerzen und depressivem »Burnout« oder auch zu körperlichen Krankheiten. Dieser schädliche Stress wird auch als Distress bezeichnet, im Gegensatz zum Eustress, welcher ein »guter Stress« ist. Guter Stress liegt vor, wenn wir genug gefordert sind, um unsere Fähigkeiten zu nutzen und uns zu bewähren, ohne ständig überfordert zu sein.

Unserer Auffassung nach gilt etwas Ähnliches auch für die Psychotherapie: Ein gewisses (erträgliches) Ausmaß an Angst und Anspannung ist nötig, um Veränderung zu bewirken. Wenn gar keine Angst aufkommt, scheinen die Themen der Therapie nicht wirklich emotional bedeutsam zu sein und somit ist auch keine wesentliche Veränderung zu erwarten. Ein zu hohes Ausmaß an Angst ist auch problematisch, da Sie dann vor lauter Angst gar nicht mehr auf die Therapiesitzung fokussiert sein können. Die folgende Abbildung (► Abb. 3.2) soll dieses Konzept verdeutlichen.

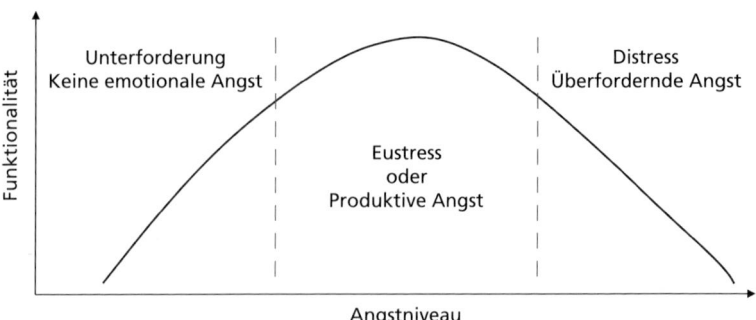

Abb. 3.2: Angstniveau und Funktionalität

Drei Arten der Angstsymptome

Angst als »Alarmanlage« des Körpers kann eine Vielzahl von Symptomen auslösen. Wir halten die Unterscheidung in drei Arten von Angstsymptomen für sinnvoll.[3] Wir möchten im Folgenden erklären, welche Formen die Angst vor unbewussten Emotionen annehmen kann, damit Sie diese besser erkennen und verstehen können. Dies kann dabei helfen die Angst zu regulieren und zu reduzieren (auf fast wundersame Weise wirkt es beruhigend, wenn wir Angst als solche erkennen!). Außerdem wird es dann möglich, die zugrunde liegenden Gefühle besser zu verstehen.

Die produktive Angst

Die produktive Angst breitet sich in die quergestreifte Willkürmuskulatur aus. Dies sind jene Muskeln, die wir absichtlich bewegen können. Als Erstes fallen Ihnen sicherlich Arme und Beine ein, die wir beim Gehen, Essen oder beim Sport bewegen. Aber auch unsere Nackenmuskulatur und Teile unsere Atemmuskulatur gehören dazu. Sie können etwa selbst beim Lesen beeinflussen, wie tief oder flach sie einatmen. Das liegt nicht an den glatten Muskeln innerhalb Ihrer Atemwege, sondern an der Atemhilfsmuskulatur im Brustkorb und Hals. Diese Muskeln verbinden unsere Knochen miteinander und sind verantwortlich für die Bewegungsabläufe. Obgleich sie durch bewusste Gedanken gesteuert werden, können auch unbewusste Impulse und Gefühle zu Anspannung und Verspannung dieser Muskeln führen. Spürbar wird dies zum Beispiel vor einer schwierigen Situation (wie etwa vor einer Präsentation, einem Auftritt oder einer Prüfung), wenn die Atmung etwas schwerer und tiefer wird. Andere Male können wir es beim Sport merken. Wenn Sie etwa beim Tennisspielen im Rückstand liegen und Sie damit nicht gut umgehen können, spannt sich Ihre Muskulatur leichtgradig an und Ihre Bewegungen verlieren ihre

---

3 siehe Allan Abbass und Howard Schubinder (2020): *Psychophysiologische Störungen*. Kohlhammer.

Leichtigkeit. Eine kleine abgehakte Bewegung kann bereits dazu führen, dass das Ziel beim Fußball oder Tennis verfehlt wird.

Anhaltende Anspannung (Stress) in der quergestreiften Muskulatur kann viele Probleme bereiten, wenn sie über längere Zeit besteht. Dies führt etwa zu Schulter- und Nackenschmerzen, Spannungskopfschmerzen, Zähneknirschen und Kieferschmerzen. Diese Beschwerden führen häufig zu zahlreichen Arztbesuchen, die oft enttäuschend verlaufen, weil »nichts festgestellt« werden kann. Im nachfolgenden Kasten sind Symptome und Beschwerden aufgeführt, welche durch Angst und Anspannung der quergestreiften Muskulatur auftreten können.

Symptome und Beschwerden durch Angst und Anspannung in der quergestreiften Muskulatur

- Kopfschmerzen
- Brustschmerzen
- Kieferschmerzen
- Rücken oder Schulter-Nacken-Schmerzen
- Kurzatmigkeit
- Fibromyalgie[4]
- Globusgefühl
- Bauchschmerzen
- sprachliche oder andere Tics
- Beinschmerzen
- Nackenschmerzen
- Muskelkrämpfe

Quelle: Allan Abbass und Howard Schubinder (2020): *Psychophysiologische Störungen*. Kohlhammer.

Diese Form der Angst wird als »produktiv« bezeichnet, da sie im nutzbaren Bereich des Angstniveaus liegt (▶ Abb. 3.2). Die Aktivierung der querge-

---

4 Fibromyalgie ist eine Form der chronischen Schmerzstörung in verschiedenen Körperregionen, meist an Muskeln und Gelenken.

streiften Muskulatur dient schließlich erstmal dazu rasch handeln zu können. Dies steht im Gegensatz zu den zwei anderen Formen der Angstsymptome, welche im Bereich der überschießenden Angst liegen. Wahrscheinlich haben Sie auch schon einmal solche Symptome wahrgenommen. Falls Sie gerade unter diesen Symptomen leiden oder sich an ein Ereignis zurückerinnern, das diese Angstsymptome ausgelöst hat, gehen Sie einmal in sich und überlegen Sie, ob Gefühle wie Wut, Trauer, Liebe oder Schuldgefühle eine große Bedeutung für Sie gespielt haben. Ist Ihnen dies nicht möglich, raten wir Ihnen, diese Erfahrungen, wie die weiter unten beschriebenen Formen der Angst, in Ihre Psychotherapie einfließen zu lassen und gemeinsam zu erarbeiten, welche Emotionen zur Angst führen. Das fördert die spätere Selbstreflexion und stärkt auch den Selbstwert, weil man seinen eigenen Körper und seine unbewussten Emotionen besser wahrnehmen kann.

Die Angst in den Organen

Die zweite Form der unbewussten Angst zeigt sich in der glatten Muskulatur des Körpers. Diese wird durch das autonome (vegetative) Nervensystem gesteuert. Diese Muskeln sitzen um unsere Atemwege, Blutgefäße, Augen und unseren Magen-Darm-Trakt. Im Gegensatz zur gestreiften Muskulatur haben wir über sie keine bewusste Kontrolle. Einen Arm können wir zum Händeschütteln reichen, ein Blutgefäß können wir nicht ohne Weiteres erweitern. In unserem Studierendenunterricht versuchen wir den Medizinstudierenden häufig diese Symptome an einem eigenen Beispiel zu erklären: Alle haben zu diesem Zeitpunkt das Physikum hinter sich, die erste große Prüfung des Medizinstudiums, die wegen der Fülle an Informationen und der hohen Durchfallrate berüchtigt ist. Viele berichten von Verdauungsbeschwerden, Druck in ihrer Blase oder im Darm oder Durchfall kurz vor der Prüfung. Einige Studierende erzählen ebenfalls von Momenten während der Lernphasen, in denen es ihnen vorkam als könnten sie die Buchstaben nicht mehr lesen. Sie gingen von einer neu entwickelten Weit- oder Kurzsichtigkeit aus. Einige waren sogar beim Augenarzt, der jedoch keine Probleme feststellte.

3 Angst bei Persönlichkeitsstörungen

Wenn die Angst und die Anspannung die Körperorgane befallen (dies wird auch mit dem Begriff *Somatisierung* bezeichnet), können sehr unangenehme körperliche Symptome auftreten. Häufig führen diese Symptome die Betroffenen von Arzt zu Arzt, wobei allerdings keine Schäden an den Organen festgestellt werden können. Schauen Sie sich einmal die hieraus resultierenden Symptome aufgeteilt nach den jeweiligen Fachrichtungen an (▶ Tab. 3.1).

Tab. 3.1: Körperbeschwerden durch Angst und Anspannung in glatter Muskulatur[5]

Medizinische Fachrichtung (Organe)	Symptom
Kardiologie (Herz)	Bluthochdruck Raynaud-Syndrom Koronarspasmen Ohnmachtsanfälle
Pneumologie (Lunge)	Asthma Reizhusten Atemnot
Gastroenterologie (Magen-Darm)	Reizdarm-Syndrom Reflux, »Magenschmerzen« Übelkeit funktionelles Erbrechen funktionelle Bauchschmerzen
Urologie (Harnwege)	Reizblase sexuelle Funktionsstörung
Gynäkologie (Blase, Genital)	Reizblase chronische Unterbauchschmerzen sexuelle Funktionsstörung
Neurologie (Gehirn, Nerven)	Migräne Schwindel

---

[5] Quelle: Allan Abbass und Howard Schubinder (2020): *Psychophysiologische Störungen*. Kohlhammer.

Sicherlich stellen bei diesen Symptomen auch biologische Faktoren wie etwa die familiäre Disposition durch Gene einen zentralen Faktor dar. Aber auch Übergewicht aufgrund von falscher Ernährung oder mangelnder Bewegung spielen eine wichtige Rolle. Externe Faktoren wie etwa Schadstoffe können hinzukommen. Meist kann der Arzt oder die Ärztin diesen Einfluss durch eine gute Anamnese und Untersuchung herausfinden. Im Gespräch kann bei der Exploration der Gefühle z. B. einer nahestehenden Person gegenüber überprüft werden, ob die Symptomatik ausgelöst oder verstärkt werden.

Ein passendes Beispiel stellt hier der Bluthochdruck (Hypertonie) dar. Genetische Faktoren und Übergewicht beeinflussen die Entwicklung und die Aufrechterhaltung stark und stellen ein großes Risiko für Folgeerkrankungen und eine verfrühte Sterblichkeit dar. Der Bewegungsmangel durch eine depressive oder ängstliche Symptomatik kann die Erkrankung weiterhin verschlechtern oder aufrechterhalten. Häufig sehen klinisch tätige Ärzte Blutdruckentgleisungen im Rahmen einer notfallmedizinischen Vorstellung. Die Patienten und Patientinnen kommen entweder selbstständig oder über den Rettungsdienst in die Notaufnahme. Dort findet sich meistens nicht die Zeit die psychosozialen Auslösesituationen herauszufinden. Mit ein wenig Übung kann man jedoch in kurzer Zeit wichtige Informationen erhalten, z. B. durch Fragen wie »Welche Symptome haben Sie wahrgenommen, bevor Sie den Rettungswagen gerufen haben? Mit wem waren Sie in diesem Moment zusammen? Worüber haben Sie gesprochen?«. Häufig, so unsere Erfahrung, ist es Ärger auf geliebte Personen, der zu diesen Blutdruckspitzen führt.

In einer Psychosomatischen Klinik kann man dies manchmal sogar direkt messen. Bei Patientinnen und Patienten mit Bluthochdruck, bei denen etwa Medikamente und bisherige Therapien zur Reduktion nicht halfen, führen wir 24-Stunden-Blutdruckmessungen durch. Bei zwei unserer Patientinnen konnten wir den Einfluss der Angst deutlich sehen. Eine Patientin befand sich während der Messung in meiner Einzeltherapie. Als wir ihre Beziehung zur Schwester ergründeten, erlebte sie keine bewusste Angst. Sie atmete nicht schwer, wie in der produktiven Angst, oder wurde sichtlich nervös. Wir fanden heraus, dass sie ihre Gefühle der Schwester gegenüber aktiv verdrängte. Zwei Tage später konnten wir an den Ergebnissen der 24-Stunden-Blutdruckmessung sehen, dass ihr systolischer

Blutdruck um knapp 30mmHg stieg (das ist ein sehr deutlicher Blutdruckanstieg), während wir über Gefühle ihrer Schwester gesprochen hatten. Sie erkannte zunehmend, dass sie keine Angst wahrnahm, da sie diese ganz aktiv von sich wegschob, ihr Körper jedoch die Angst spürte. Ein anderes Mal war ein Patient in der Kunsttherapie und erlebte dort Angst, als er ein Bild seiner Familie zeichnete. Im Nachhinein konnten wir auch in der Langzeitblutdruckmessung erkennen, dass es zu einem Blutdruckanstieg gekommen war. Es half dem Mann dabei, einen verstehbareren Zugang zu seinen Emotionen zu finden.

Wenn es gelingt, diese Körpersymptome als Angst zu erkennen, und nicht als körperliche Erkrankung fehlzudeuten, kann es zu einer Besserung der Symptomatik kommen. Wenn die Angst in den Organen bewusst wird, kann sich auch die Art der Angst ändern und sie wird eher in der quergestreiften Muskulatur spürbar. Dies ist etwas Gutes, da sie dann kontrollierbarer wird. Das ist auch insofern wichtig, als Menschen mit einer Persönlichkeitsstörung häufig auf Strategien (Abwehrmechanismen) zur Bewältigung ihrer Angst zurückgreifen, die während ihrer Kindheit essenziell und wichtig waren, um mit Krisen umzugehen, aktuell jedoch die Symptome verstärken und zu einem Teufelskreislauf führen.

Die lähmende Angst

Die dritte Form der Angst bezeichnen wir als lähmende Angst, da sie zu Fehlfunktionen unserer Wahrnehmung führt. Diese Angst kommt, besonders bei mittelgradigen und schweren Persönlichkeitsstörungen, vermehrt vor. Patienten und Patientinnen erleben sich dann als abwesend vom eigenen Körper oder der Umgebung. Manchmal fällt das Denken schwer oder die Gedanken sind vollkommen weg (das Denken ist »wie gelähmt«). So erging es einer Patientin mit einer Persönlichkeitsstörung, die jedes Mal, wenn wir die Gefühle gegenüber ihren Familienmitgliedern erforschten, den Faden verlor. Immer wieder konnte ihr dies gespiegelt werden, bis sie selbst in der Lage war die Leere im Kopf besser wahrzunehmen, die dann einsetzte. Zunehmend hielt sie die Hand in den Sitzungen hoch, um zu signalisieren, dass sie nicht mehr wusste, über was wir gerade sprachen. Im Verlauf konnten wir auch verstehen, was diese extreme Angst auslöste. Es war vor allem ihre massive Wut auf ihre Mutter und ihre Geschwister, die ihre persönlichen Grenzen überschritten (wie z. B. heimlich ihre Arztbriefe abfotografierten und einen Ordner über ihr Fehlverhalten anlegten). Der extremen Wut stand jedoch die Zuneigung zu ihrer Familie entgegen. Trotz der Grenzüberschreitungen waren ihre Geschwister und ihre Eltern ihre wichtigsten Bezugspersonen in ihrem Leben. Statt die Wut neben der Liebe und Zuneigung für sie auszuhalten, erlebte sie eine sie lähmende Angst.

Wenn sie schon einmal diese Angst kennengelernt haben, wissen Sie, wie überwältigend diese Symptome sein können. Ein klassisches Beispiel dafür ist das »Blackout« bei der Prüfungsangst. Die Angst wird dann so groß, dass Sie in der Prüfung keinen klaren Gedanken mehr fassen und sich an die einfachsten Dinge nicht mehr erinnern können. Daraus bildet sich dann ein Teufelskreis, da man sich wahrscheinlich für noch unfähiger hält, was die Anspannung wiederum steigern kann.

Vielleicht kennen Sie Ähnliches aus anderen Situationen. Vielleicht erlebten Sie sich in einem eigentlich belanglosen Streit mit Ihrer Partnerin oder Ihrem Partner, als könnten Sie Ihre Gedanken nicht mehr klar fassen und nichts Vernünftiges mehr sagen, was zu einer Hilflosigkeit führte. Hilflosigkeit bedeutet in diesen Fällen, vor Angst handlungsunfähig zu werden. Um irgendwie zurechtzukommen, setzt ein starker Handlungsdruck ein, dem oft nachgegangen wird, z. B. durch Wegrennen, Losschreien oder Weinen. Auch sehr viel selbstdestruktivere Formen können Versuche darstellen, diesen Zustand zu bewältigen, etwa durch Drogenkonsum, Essattacken, übertriebenen Sport, bis der ganze Körper schmerzt. All das sind Formen der Selbstschädigung.

Die »lähmende Angst« hat auch eine große Bandbreite möglicher Symptome, welche die Denkfähigkeit und die Wahrnehmung betreffen. Sie führen zu häufigen Arztbesuchen und bessern sich häufig trotz Therapie nicht ausreichend (▶ Tab. 3.2).

Tab. 3.2: Symptome durch »lähmende Angst«[6]

Medizinische Fachrichtung (Organe)	Symptom
Augenheilkunde	verschwommenes Sehen Verlust der Sehschärfe Tunnelblick
Hals-Nasen-Ohrenheilkunde	Hörminderung Hörverlust Tinnitus
Neurologie	Gedächtnisstörungen Pseudodemenz und Verwirrung dissoziative Symptome (psychogene Krampfanfälle oder Bewusstlosigkeit) Schwindel
Psychiatrie	Depersonalisation Derealisation Halluzinationen aller fünf Sinnesqualitäten

Auch hier ist es wichtig die Angst als solche zu erkennen, damit sie verstehbar und behandelbar wird. Während die produktive Angst am ehesten kontrollierbar ist und genutzt werden kann, ist die Angst bei den beiden anderen Formen meist so intensiv, dass zunächst die Anspannung reduziert werden muss, um wieder »funktionieren« zu können.

Ängstlichkeit und negative Affektivität

Menschen unterscheiden sich im Ausmaß ihrer Ängstlichkeit. Im Fünf-Faktor-Modell der Persönlichkeit ist Ängstlichkeit Teil des Bereiches der negativen Affektivität. Dazu zählen auch andere »negative« Gefühle, wie Ärger, Schuld und Scham. Negativ bedeutet hier, dass sich diese Gefühle unangenehm oder »schlecht« anfühlen, im Gegensatz etwa zu Freude, die

---

6 Quelle: Allan Abbass und Howard Schubinder (2020): *Psychophysiologische Störungen*. Kohlhammer.

sich »gut« anfühlt. Negativ ist nicht im moralischen Sinne gemeint, also dass es jemanden zu einem schlechteren Menschen macht, wenn er oder sie solche Gefühle spürt. Es bedeutet ebenfalls nicht, dass diese Emotionen schlecht sind.

Wie bei allen anderen Persönlichkeitsmerkmalen sind Ängstlichkeit und negative Affektivität durch ein kompliziertes Zusammenspiel aus genetischer Veranlagung und biografischen Erfahrungen bestimmt. Es ist davon auszugehen, dass Ängstlichkeit zu einem gewissen Anteil angeboren ist. Allerdings lässt sich nicht feststellen, wie groß dieser Anteil bei einem Menschen ist. Und es ist bekannt, dass Ängstlichkeit und negative Affektivität durchaus veränderbare Eigenschaften sind!

Übung zur Reflektion (Teil 2)

Fugen Sie zum Abschluss Ihrer Tabelle eine weitere Spalte hinzu. Denken Sie daran, dass die Tabelle nur für Sie ist und Sie sich selbst wohlwollend der eigenen Angst stellen wollen. Überlegen Sie einmal, welche unangenehmen Emotionen Sie nahestehenden Personen gegenüber gefühlt haben. Wenn Sie allein waren, welche Emotionen kamen in Ihnen auf, die ihnen ein solches Unwohlsein bereitet haben, dass Sie sich heute noch dran erinnern?

Lebensjahr	Symptom	Situation	Emotion

4 Abwehrmechanismen

Die beiden vorherigen Kapitel zeigten, wie Emotionen, innere Konflikte und damit einhergehende Impulse zu unterschiedlichen Formen der Angst führen können. Weder Sie noch wir möchten Ängste spüren. Wir haben als Menschen Wege gefunden, um unsere Angst und Anspannung zu reduzieren. Wir nutzen sogenannte Abwehrmechanismen, um uns vor zu viel Angst und Anspannung zu schützen, ob wir wollen oder nicht.

Stellen Sie sich einen Studenten vor, dessen Freundin sich kurz vor seinem Abschlussexamen von ihm trennt. Die komplexen Gefühle des Liebeskummers wie Trauer, Wut und Liebe können mit Angst oder Scham einhergehen. Sie führen zu Angstsymptomen wie Kopfschmerzen, einem flauen Gefühl im Magen, Herzklopfen und Beklemmungsgefühlen und lenken den Studenten von seiner Examensvorbereitung ab. Das Stressniveau ist wegen den Prüfungsvorbereitungen ohnehin schon hoch. Der Student möchte keine weitere Anspannung spüren, sondern seine Prüfung bestehen. Hätte der Student keine Mechanismen, um sich zu schützen, wäre er seinen Angstsymptomen ausgeliefert.

Im Laufe seiner Biografie hat der Student eigene Wege gefunden mit der Situation umzugehen. Im gesündesten Fall könnte er die Gefühle von Wut, Liebe und Trauer wahrnehmen, sich jedoch sagen, dass er sie aufschieben möchte. Erst nach der Klausur werde er sich darum kümmern. Er könnte seine Ex-Freundin aber auch entwerten oder sich selbst abwerten, um die Angst nicht zu spüren. Er könnte agieren, indem er zu ihr fährt und vor ihrer Haustür nach ihr ruft. Es könnte zum Beispiel auch sein, dass der Student die emotionale Bedeutung der Trennung nicht wahrnimmt. Der Abwehrmechanismus hieße dann Unterdrückung oder Verdrängung.

Abwehrmechanismen unterscheiden sich in ihrem Ausmaß der Realitäts- und Wahrnehmungsverzerrung. Bei der Verdrängung wird die Bedeutung der Gefühle nicht mehr wahrgenommen (»Meine Freundin hat sich getrennt, aber das macht mir gar nichts!«). Die Verleugnung verzerrt die Wahrnehmung noch etwas weiter: Unangenehme Tatsachen werden nicht anerkannt (»Meine Freundin hat sich gar nicht wirklich von mir getrennt!«), um die unangenehmen Emotionen nicht empfinden zu müssen.

Abwehrmechanismen sind, ebenso wie Gefühle, essenziell, um Persönlichkeitsstörungen zu verstehen:

1. Die Abwehrmechanismen sind Ich-synton statt Ich-dyston. Das bedeutet, dass Patienten und Patientinnen sie nicht als problematisch ansehen, häufig sogar dann nicht, wenn andere sagen, dass sie unter z. B. der Entwertung, dem Agieren oder der Suchterkrankung leiden. Bei einer stationären Behandlung kann es sogar sein, dass Patienten und Patientinnen mit sich hadern, die wiederholten Hinweise des gesamten Behandlungsteams sowie der Mitpatientinnen und Mitpatienten anzuerkennen.
2. Die Abwehr beeinträchtigt vor allem das zwischenmenschliche Handeln und die Wahrnehmung. Projektionen lassen etwa das Umfeld als einen bösartigen oder zurückweisenden Ort erscheinen. Andere Menschen werden als feindselig oder desinteressiert erlebt. Mitmenschen erscheinen stereotyp und eindimensional. Hierdurch beeinträchtigt die Abwehr das therapeutische Miteinander und die aktive Arbeit an den eigenen Problemen.
3. Die Abwehrmechanismen sind selbstdestruktiv, etwa durch starke Entwertungen oder Spaltung, aber auch durch selbstverletzende Verhaltensweisen. Andere Formen der Selbstdestruktivität sehen wir, wenn Patienten und Patientinnen ihren eigenen Willen zur therapeutischen Arbeit, folglich zur Veränderung, in uns verlagern. Sie fragen etwa: »Was wollen Sie heute machen?« oder »Sie wollen, dass ich hier aktiv mitarbeite. Ich brauche das nicht.« Dabei arbeiten wir in einer psychosomatischen Klinik und in psychotherapeutischen Praxen. Unsere Patienten und Patientinnen erscheinen freiwillig zur Behandlung.

Realitätsprüfung und Wahrnehmungsverzerrungen

Eventuell haben Sie sich gewundert, warum wir von Realitäts- und Wahrnehmungsverzerrung durch Abwehrmechanismen gesprochen haben. Die meisten Menschen erleben sich schließlich so, dass sie die Realität »richtig« wahrnehmen. Dies entspricht allerdings nicht dem aktuellen neurowissenschaftlichen Erkenntnisstand.

Unserer Wahrnehmung nach (zumindest trifft dies für die meisten Menschen zu) sehen wir durch unsere Augen wie durch eine Kamera und wir hören durch unsere Ohren wie durch ein Mikrofon. Tatsächlich nehmen unsere Augen aber keinen Film auf. Unsere Sinne wandeln die Sinnesreize in Nervensignale um und diese müssen von unserem Gehirn interpretiert werden. Dabei »denkt« sich das Gehirn in Sekundenbruchteilen Bilder und Geräusche aus, welche die aufkommenden Nervensignale möglichst gut erklären. Das Gehirn konstruiert unsere Wahrnehmung der äußeren Realität.

Zwei Beispiele verdeutlichen, dass das Sehen nicht »wie eine Kamera« funktioniert. Denken Sie beispielsweise an das Träumen: Hier konstruiert das Gehirn lebhafte Bilder, welche beim Träumen nicht vom »echten Sehen« unterscheidbar sind. Als zweites Beispiel empfehlen wir ein kurzes Video, welches veranschaulicht, wie sehr unsere Wahrnehmung von unseren Erwartungen abhängt: https://tinyurl.com/2b8357xp.

Die zentrale Aussage ist, dass wir nie einen direkten Zugang zur Realität haben. Der Neurowissenschaftler Anil Seth nennt den Normalzustand unserer Wahrnehmung eine »kontrollierte Halluzination«. Unsere Wahrnehmung ist somit immer verzerrt. Das Ausmaß dieser Verzerrung kann aber sehr unterschiedlich sein. Meistens gelingt eine gute Realitätsprüfung bzw. ein guter Realitätsabgleich. Bei wahnhaften Störungen (Psychosen) gelingt die Realitätsprüfung kaum noch; so kommt es zu »unkontrollierten« Halluzinationen (z. B. Dinge sehen oder Stimmen hören, die sonst niemand sieht oder hört). Da Emotionen die Funktionsweise unseres Gehirns und unserer Wahrnehmung stark beeinflussen, lässt sich so besser verstehen, inwiefern Abwehrmechanismen realitätsverzerrend sein können.

> Literaturhinweis: Anil Seth (2021): *Being You – A New Science of Consciousness*. Dutton.

Die Abwehr unangenehmer Gefühle passiert automatisch und wir sind uns dieser Mechanismen meist nicht bewusst. Das Bespiel des Medizinstudenten zeigt, dass sie nützlich und wichtig sein können. Abwehrmechanismen können aber auch Probleme bereiten, wenn sie uns daran hindern unsere Emotionen auf gesunde Weise zu spüren und einen gesunden Umgang mit ihnen zu finden. Dies kann dann zu psychischen Beschwerden führen und es kann sehr heilsam sein, wenn die abgewehrten Gefühle bewusst werden und ein gesünderer Umgang mit ihnen gefunden wird.

Entwicklung der Abwehr

Bevor wir uns den verschiedenen Abwehrmechanismen zuwenden, wollen wir kurz die Entstehung der Abwehr nachvollziehen. Wir versuchen hier die Welt aus der Perspektive eines Säuglings und Kleinkindes zu betrachten: Sie sind ein Neugeborenes, ganz frisch auf der Welt. Ihre Augen funktionieren noch nicht ausreichend gut und Sie sehen gerade einmal 30 cm weit. Sie wissen noch nichts von Mitmenschen, Feindseligkeit, Kränkungen oder heftigster Lautstärke und grellem Licht. Sie waren die letzte Zeit in einem kleinen ovalen Raum der Geborgenheit. Die Welt erscheint nun überwältigend mit all ihren neuen Eindrücken. Auch viele körperliche Erregungen wie Hunger sind vollkommen neu. Sobald der Hunger kommt, schreien Sie laut auf und plötzlich erscheint etwas in Ihrem Mund, dass Ihren Magen wärmt. Ist Ihnen kalt, auch wenn Sie es noch nicht so genau beschreiben können, legt sich eine Hand auf Sie, tastet Ihren Nacken und legt eine Decke über Sie und vielleicht fühlen Sie auch plötzlich wohl temperierte Körperwärme auf Ihrer Haut. Ihre Wünsche werden wie von Zauberhand erhört und dies verfestigt sich in Ihrem Erleben. Sie verstehen die Realität einer Mutter noch nicht, sondern begreifen sich als

Einheit, der magisch Schutz und Zuwendung zufällt. Dieser Zustand wird auch als »magisches Denken« bezeichnet, nach dem Motto: Wenn ich mir etwas wünsche, passiert es. Mit der Zeit werden Sie älter. Sie sehen Ihre Mutter und Ihren Vater, Sie können Ihren Kopf anheben und drehen und Sie können erste Krabbelversuche unternehmen. Sie werden sich bewusst, dass Ihr Essen und die Wärme nicht durch Magie erscheinen, sondern durch Ihre Eltern. Die Mutter reicht ihre Brust oder der Vater eine Saugflasche. Sie erleben einen guten Vater, der sich liebevoll um Sie kümmert und Sie versorgt. Ein anderes Mal nehmen Sie wahr, dass ihr Vater Sie davon abhält mit Essen zu schmeißen (Ausagieren) oder Spielzeug ins Klo zu werfen. »Ich will aber!«, denken Sie sch. Sie sind noch zu klein, um zu verstehen, dass eben jener Vater, der so nett und liebevoll ist, auch so einschränkend und begrenzend sein kann. Sie trennen diesen einen Elternteil in Ihrer Vorstellung in zwei Teile auf: in den guten und den schlechten (Spaltung). Mehr und mehr erkennen Sie, dass es dieselben Menschen sind, die gute und schlechte Anteile in sich tragen. Sie nehmen es besser wahr und erleben einen neuen Entwicklungsschritt. Die wohlwollend-bekannte Kosesprache ihrer Bezugsperson hilft dabei. Sie sagt »Gell, du willst nicht mehr essen und schmeißt dein Essen an die Wand«, um dann mit der normalen Stimme zu sagen »Aber ich möchte das nicht«. Sie verstehen, dass Ihre Bezugsperson, die mit der weich-wohlwollenden Stimme spricht, auch jene mit der normalen Stimme ist. Die guten und schlechten Anteile Ihrer Eltern werden zunehmend zu einem komplexeren und realistischeren Bild vereint.

Langsam kommen Sie in die Kita und merken, dass Ihr wildes Verhalten (Ausagieren), das Sie selbst nicht als solches wahrnehmen, Konsequenzen für andere Kinder hat. Die Erzieher und Erzieherinnen, die Sie beiseite nehmen und Ihnen Ihr Verhalten spiegeln, erleben Sie als wütend. Dabei waren Sie es selbst, der ausagierte und unter Umständen mit seinem Verhalten andere verletzte. Zunächst fragen Sie sich »Warum ist der nur so wütend?« (Projektion). Die Erzieher und Erzieherinnen nehmen Sie beiseite oder sprechen mit beiden und Sie erkennen mit der Zeit, dass Ihr eigenes Verhalten zu diesen Reaktionen geführt hat. Vielleicht sprechen Ihre Eltern auch bei Geburtstagsfeiern oder auf dem Spielplatz mit Ihnen und erklären Ihnen, was passiert ist.

Zunehmend verfestigen die Worte der Eltern den Bezug zur Realität und führen zu Einsicht; vor allem dann, wenn die Eltern als Quelle sicherer Informationen wahrgenommen werden. So überwinden Kinder ihre frühen Abwehrmechanismen. Dies sind normale Entwicklungsschritte, sodass hoffentlich kein Elternteil einen Zweijährigen als böse beschuldigt und entwertet, sobald er einen Tobsuchtsanfall hat; besonders wenn der Grund darin liegt, dass vielleicht die Arme zu kurz für einen Purzelbaum sind oder der Sand auf dem Spielplatz nicht nach Schokopudding schmeckt. Werden diese Abwehrmechanismen nicht zur Grundschulzeit oder während dieser als solche wahrgenommen und durch neu Schritte ersetzt, kommt es dazu, dass man das Verhalten diese Kinder als unpassend oder unreif wahrnimmt.

Auf der einen Seite können Abwehrmechanismen als eben jene Entwicklungsschritte angesehen werden, die durch eine wohlwollende Haltung aufgezeigt und überwunden werden können. Das Verhalten der Eltern hat einen besonders starken Einfluss auf die Entwicklung von Abwehrmechanismen. Alle Kinder wollen die emotionale Bindung zu ihren Eltern bewahren, um von ihnen Liebe, Versorgung und Schutz zu erhalten. Sobald die Eltern mit Angst auf die Emotionen ihrer Kinder reagieren, werden auch diese ängstlich und nutzen Abwehrmechanismen, um die Beziehung zu ihren Eltern zu schützen, nach dem Motto: »Wenn meine Mutter Angst hat, wenn ich wütend bin, verliere ich sie«. Noch verheerender ist es natürlich, wenn die Eltern nicht ängstlich, sondern mit heftigen Abwehrmechanismen reagieren, etwa entwertend und ablehnend (Entwerten), ignorierend (Rückzug) oder gewalttätig (Ausagieren) reagieren. Häufig übernehmen die Kinder jene Abwehrmechanismen der Eltern, um sich zu schützen (Identifikation mit dem Aggressor). Die Mutter, die ihr Kind ignoriert, wenn es wütend ist, zieht meist ein Kind groß, das sich zurückzieht und die eigenen Gefühle ignoriert. Der Vater, der seinen Sohn für die Traurigkeit und Tränen als Schwächling bezeichnet, wird einen Sohn haben, der sich und andere entwertet, wenn menschliche Emotionen und Grenzen aufkommen. Er wird zu einem Mann heranwachsen, der festgefahrene Vorstellungen von Männlichkeit und sozialen Normen hat. Ein häufig beobachtetes Muster findet sich bei Töchtern von alkoholabhängigen Vätern wieder. Sie ignorieren den destruktiven Anteil der Sucht, gleich ihrem Vater, versuchen gleichzeitig zu unterstützen und immer neue süchtige Männer, die zu Partnern wurden, zu retten. Die Folgen ignorieren sie meist und gehen mit ihren eigenen Wünschen und Zielen genauso um wie der Vater. Sie werden links liegen gelassen.

Die verschiedenen Abwehrmechanismen

Wie bereits erwähnt setzt Abwehr als automatischer und unbewusster Mechanismus ein, wenn Ängste zu stark und unangenehm werden. Dies kann dazu führen, dass wir uns unangepasst verhalten und den Zugang zu den zugrunde liegenden Gefühlen verlieren. Dies trägt nach psychodynamischem Verständnis zur Symptomentstehung bei vielen psychischen Störungen bei. Bei der Persönlichkeitsstörung liegen oft festgefahrene Abwehrmechanismen vor, die immer wieder zu ähnlichen Problemen führen. Ein Verständnis der Formen der Abwehr kann dazu beitragen sich selbst besser zu verstehen und zu verändern. Daher sollen im Folgenden einige Arten von Abwehrmechanismen näher erläutert werden.

Spaltung: Menschen können entweder ihr eigenes Selbst oder ihr Gegenüber spalten. Sie sehen dann nur die vermeintlich guten oder die vermeintlich schlechten Anteile statt der Ganzheitlichkeit. Grund hierfür ist, dass die Komplexität Angst bereitet, etwa nach dem Motto: »Wie kann dieser sonst so nette Mensch auch so schrecklich sein?«. Als Therapeuten erleben wir das oft zum Beginn der Therapie. Patienten und Patientinnen haben dann ein festes Bild von uns, das menschliche Schwächen oder Stärken nicht wahrnimmt. Es kann aber auch vorkommen, dass Patienten und Patientinnen wichtige negative Anteile nicht in die Therapie einbringen. Ein weiteres Beispiel aus einem psychotherapeutischen Lehrbuch von Nancy McWilliams ist etwa der Fall einer jungen Patientin mit einer Persönlichkeitsstörung, die durch das Land reiste, um an Schulen Kurse und Veranstaltungen zu geschütztem Geschlechtsverkehr abzuhalten. Abends hatte sie dann stets ungeschützten Geschlechtsverkehr mit fremden Männern. Den Widerspruch nahm sie zunächst nicht wahr.

Projektion: Dieser Mechanismus wird immer dann gesehen, wenn Menschen ihre eigenen Emotionen, Impulse oder Konflikte in ihrem Gegenüber statt in sich selbst sehen. Ein Beispiel dafür ist die Angst, vom Gegenüber entwertet oder kritisiert zu werden. Menschen fällt es leichter ihren eigenen Selbstwertkonflikt und die Überzeugung nicht gut genug zu sein, im anderen zu sehen. Wie Projektionen entgleisen können, ist besonders anschaulich von Paul Watzlawick in seinem Buch »Anleitung zum Unglücklich sein« dargestellt:

> Ein Mann will ein Bild aufhängen. Den Nagel hat er, nicht aber den Hammer. Der Nachbar hat einen. Also beschließt unser Mann, hinüberzugehen und ihn auszuborgen. Doch da kommt ihm ein Zweifel: Was, wenn der Nachbar mir den Hammer nicht leihen will? Gestern schon grüßte er mich nur so flüchtig. Vielleicht war er in Eile. Vielleicht hat er die Eile nur vorgeschützt, und er hat was gegen mich. Und was? Ich habe ihm nichts getan; der bildet sich da etwas ein. Wenn jemand von mir ein Werkzeug borgen wollte, ich gäbe es ihm sofort. Und warum er nicht? Wie kann man einem Mitmenschen einen so einfachen Gefallen abschlagen? Leute wie dieser Kerl vergiften einem das Leben. Und dann bildet er sich noch ein, ich sei auf ihn angewiesen. Bloß weil er einen Hammer hat. Jetzt reicht's mir wirklich. - Und so stürmt er hinüber, läutet, der Nachbar öffnet, doch bevor er »Guten Tag« sagen kann, schreit ihn unser Mann an: »Behalten Sie Ihren Hammer!«.

Der Mann weiß offenbar nicht viel über seinen Nachbarn, ist aber selbst voll Zweifel und Misstrauen. Er fragt schließlich nicht tatsächlich nach, die ganzen Vorstellungen von der unverschämten Ablehnung durch den Nachbarn entstammen von dem Mann selbst; er projiziert diese aber in den Nachbarn und merkt dabei selbst gar nicht, welchem Irrtum er unterliegt.

Projektive Identifikation: Bei der Projektiven Identifikation sieht der Patient oder die Patientin, wie bei der Projektion auch, seinen oder ihren Konflikt im Gegenüber. Der Unterschied ist, dass das Gegenüber sich mit diesem Bild identifiziert und danach handelt, unter Umständen deshalb, weil es einen eigenen Konflikt anspricht. Durch das (ungeschickte) Handeln des anderen, darf der Patient nun den projizierten Anteil wahrnehmen, ihn jedoch dem Verhalten des Gegenübers zuschreiben. Stellen Sie sich einen Patienten vor, der seine Hilflosigkeit durch körperliche Erkrankungen nicht erträgt. Er kommt zu Ärzten und Ärztinnen und fragt nach immer mehr Medikation oder einem Wechsel der Medikamente. Egal, was die Behandler machen, nichts hilft. Irgendwann werden die

Ärzte und Ärztinnen ganz hilflos. Sie wollen es jedoch nicht spüren, weil sie sich selbst als allmächtige Heiler wahrnehmen wollen. Sie ertragen die Hilflosigkeit nicht, werden wütend und beenden im Konflikt die Behandlung. Erst dann wird der Patient agitiert und wütend und kann sein Gegenüber für diese Gefühle verantwortlich machen, die er zuvor noch verleugnen konnte. Er kann nun sagen, dass er ganz hilflos sei, weil die Ärzte und Ärztinnen ihm nicht helfen könnten.

Externalisierung: Hier sehen Menschen keine Schwierigkeiten mit sich selbst und verleugnen einen inneren Konflikt. Sie kommen etwa in die Behandlung und sagen, dass sie hier seien, weil ihr Partner schwer narzisstisch gestört sei. Das ist keine innere Schwierigkeit. Beziehung können beendet werden. Die Externalisierung hält Menschen davon ab, einen eigenen Konflikt zu erkennen. Ein Mensch, der nicht externalisiert, würde sagen: »Ich habe das Problem, dass ich mich von meinem Mann nicht trennen kann, obwohl er mich immer wieder entwertet«.

Ausagieren: Das körperliche Erleben von Emotionen oder auch Angst kann nicht ertragen werden, sodass die innere Unruhe durch Schreien, das Schmeißen von Gegenständen oder wiederkehrendes Argumentieren ausgelebt wird. In der Therapie werden wir selten angeschrien und bislang noch nicht mit Gegenständen abgeworfen. Das Ausagieren findet viel mehr durch Zu-spät-Kommen und wiederholte Argumentationen statt. Meist ist dieses Agieren ein Muster aus der Vergangenheit und Patienten und Patientinnen erleben ihre Angstsymptome nicht als solche, sondern erscheinen wütend.

Idealisierung und Entwertung: Oft liegt das Erleben von menschlicher Schwäche, Hoffnungslosigkeit oder Leistungsminderungen als Konflikt zugrunde, der für diese Menschen nicht auszuhalten ist und zu Angst führt. Die Entwertung oder Idealisierung hilft dabei ungemein. Wichtig sind uns hier zwei Punkte: Erstens sind Abwehrmechanismen unbewusst und Menschen nehmen den entwertenden Charakter häufig gar nicht wahr. In der Therapie steht das Bewusstmachen an erster Stelle. Zweitens geht jede Entwertung mit einer Idealisierung einher und jede Idealisierung auch mit einer Entwertung. Menschen, die andere stark idealisieren, entwerten sich und umgekehrt.

Wendung gegen das Selbst: Die Wendung gegen das Selbst sehen wir häufig bei Patienten und Patientinnen mit einer Depression. Häufig wird die Wut auf einen wichtigen Menschen, aus Liebe und Schuldgefühlen, nicht wahrgenommen und stattdessen gegen sich selbst gerichtet, um die Spannung zwischen Wut und Liebe mit hieraus entstehenden Schuldgefühlen nicht ertragen zu müssen.

Identifikation mit dem Aggressor: Damit Menschen die Last ihres frühen Leids nicht erleben müssen, identifizieren sie sich mit den Tätern. Sie werden entwertend oder bagatellisieren Schwächen, so wie ihr Leid bagatellisiert oder entwertet wurde. Ein passendes Beispiel hierfür ist ein Schüler, der andere Mitschüler und Mitschülerinnen immer wieder bloßstellt, beleidigt oder schupst.

Rationalisierung: Statt ein Gefühl zu empfinden, setzen bei der Rationalisierung Gedankengänge ein, die dazu dienen das Gefühl zu »entschärfen«. Dies geht häufig mit Rechtfertigungen einher, warum ein Gefühl vorhanden oder nicht vorhanden ist, als ob Gefühle nur vorhanden wären, wenn sie uns gerade passen. So sagte etwa ein Patient, der von seinem Chef entlassen wurde (aus für ihn nicht nachvollziehbaren und ungerechten Gründen): »Nein, wütend war ich nicht, das hätte doch eh nichts gebracht wütend zu sein, mit dem Chef kann man eh nicht reden!«.

Zum therapeutischen Umgang

In den psychodynamischen (psychoanalytisch begründeten) Psychotherapieverfahren stellt die Arbeit mit Abwehrmechanismen einen wichtigen Bestandteil dar. Die Therapie soll dabei helfen schädliche Abwehr zu reduzieren und einen gesünderen Umgang mit den zugrunde liegenden Gefühlen zu erlangen. Menschen mit einer Persönlichkeitsstörung machen häufig negative Beziehungserfahrungen und mussten oft schon in sehr jungem Alter mit der hieraus resultierenden Angst und Scham umgehen. Die Abwehrmechanismen waren für sie überlebenswichtig, zumindest für ihr »emotionales Überleben«. Doch im Erwachsenenalter können diese alten Muster unangepasst und unflexibel sein und zu Problemen führen.

4 Abwehrmechanismen

Stellen Sie sich vor, Sie seien ein Therapeut oder eine Therapeutin und sehen einen devoten Patienten in schüchterner Haltung, der immer wieder von seinen Selbstbestrafungen spricht. Als Kind hat er diese Wendung gegen das Selbst und die Selbstentwertung genutzt, um sich vor den körperlichen und verbalen Aggressionen seiner Eltern zu schützen. Heute, in der Therapie und im Erwachsenenalter, steht dieser Mechanismus jedoch der aktiven therapeutischen Arbeit auf Augenhöhe entgegen.

Häufig hilft es zu verstehen, dass die Abwehrmechanismen ein Versuch waren mit den Schwierigkeiten in der Kindheit umzugehen. Bei der Persönlichkeitsstörung hat sich die Abwehr über die Jahre oft zu einem rigiden Schutzpanzer aufgebaut. Dies geht dann mit einem tiefen Misstrauen gegenüber jedem neuen emotionalen Kontakt einher. Die therapeutische Arbeit, sich gegen seine eigenen Abwehrmechanismen zu stellen, verlangt dann viel Kraft und Mut. Häufig glauben wir, dass wir an unseren Gefühlen zerbrechen könnten, oder dass das Gegenüber unsere Gefühle nicht erträgt oder wir vielleicht nie wieder mit dem Weinen aufhören könnten. Andere wiederum glauben, dass ihre aggressiven Fantasien zu einer wirklichen Gefahr werden könnten.

Ein letztes hier zu erwähnendes Drama ist, dass vor allem Menschen mit einer Persönlichkeitsstörung nicht nur Abwehrmechanismen gegenüber den vermeintlich negativen Emotionen empfinden, sondern auch gegenüber den positiven. Eine erschreckende Zahl unseren Patienten und Patientinnen erlebt Anspannung, Atemnot oder eine Enge auf der Brust, wenn wir gemeinsam an Freude und Stolz arbeiten. Häufig liegen die Abwehrmechanismen der Selbstentwertung, aber auch der Spaltung über ihren positiven Gefühlen. In der gemeinsamen Arbeit erkennen wir oft die Gründe hierfür. Mal wurden Patientinnen und Patienten von ihren Eltern entwertet, wenn sie Spaß und Freude empfanden. Ein anderes Mal wiederum konnte das freudige Spiel mit der Familie in Sekundenschnelle zu Ärger umschlagen. Statt schöne Momente im Leben zu genießen, sehen sie sich in der Therapie als unfähig und schlecht, obgleich sie in vielen Bereichen ihres Lebens fähig und motiviert sind. Erkennen Patientinnen und Patienten, dass sie durch ihre Abwehrmechanismen auch Freude, Spaß, Neugier und Lust verlieren, kann dies als wichtige Motivation genutzt werden. Stellen Sie sich einmal vor, welche Lebensqualität Sie einbüßen, wenn Sie Freude und Stolz nicht erleben dürfen.

5   Empathie

Empathie gehört zu den wichtigsten Persönlichkeitsfunktionen, deren Definition oft falsch verstanden wird. Im klinischen Alltag hören wir, dass Patienten und Patientinnen sich als empathisch erleben, weil sie das gleiche Gefühl, dass ein Mitpatient oder eine Mitpatientin etwa in einer Gruppentherapie erlebt, mitfühlen können. Auch wenn dies ein maßgeblicher und essenzieller Teil der Empathie ist, so beinhaltet Empathie, dass wir uns neben dem natürlichen und nicht bewussten Hineinversetzen in die Gefühlswelt des Gegenübers auch deren damit zusammenhängende bewusste und unbewusste Wünsche nachvollziehen können, um hierdurch emotional adäquat reagieren zu können. Das verlangt vom Menschen sich innerhalb seines eigenen Erlebens auch in das seines Gegenübers hineinzuversetzen. Dabei müssen völlig unbekannte Erfahrungen und mögliche biografische Besonderheiten antizipiert und angemessen benannt werden. Diese Fähigkeit muss jedes Kind erst einmal lernen und setzt zu Beginn eine bewusste Denkleistung voraus (»Wie geht es meinem Gegenüber in diesem Augenblick?«). Dabei muss man in der Lage sein, den Einfluss des eigenen Handelns auf die möglichen Reaktionen des Gegenübers intellektuell und emotional antizipieren zu können. Dies spiegelt sich in folgenden Fragen wider: »Wie wird er/sie handeln, wenn ich das mache?« oder »Was muss ich machen, damit die Situation sich verändert?«. Das ist Schwerstarbeit!

Zum Glück lohnt sich diese Arbeit, da ein besseres Verständnis anderer Menschen zwischenmenschliche Situationen erleichtert und es ermöglicht, sich innerhalb von Beziehungen zurechtzufinden und anzupassen. Bei der Persönlichkeitsstörung bestehen oft Schwierigkeiten in der Empathie. Das mag sich beim Lesen schmerzhaft anhören, da niemand gerne von sich hören möchte, dass er oder sie unempathisch sein könnte. Unter

Umständen mag es Sie beruhigen, wenn Sie sich vergegenwärtigen, dass die Empathie eine Fertigkeit ist, die Menschen erst einmal erlernen müssen. So wie das Lesen von Schrift für die meisten Erwachsenen ganz einfach erscheint, so mag dies auch bei dem »Lesen« von Gefühlen erscheinen. Doch es sei daran erinnert, wie viele Schuljahre es brauchte, bis wir so schreiben und lesen konnten wie heute. Manche lernen schneller als andere und einige hatten bessere Mentoren und Unterstützung. Auch wir als Therapeuten üben aktiv unsere Empathiefähigkeit, indem wir immer wieder versuchen die Gründe für Handlungen beim Gegenüber durch interessiertes Nachfragen zu verstehen. Durch diese intime Beziehung erleben wir Einblicke, die oft den Eltern, Partnern und Partnerinnen oder Freunden und Freundinnen verborgen bleiben. So haben wir das Glück, aktiv an unserer eigenen Empathie zu arbeiten und uns selbst Schwächen einzugestehen.

Menschen, die Einschränkungen der Empathie aufweisen, finden sich immer wieder in problematischen zwischenmenschlichen Beziehungen wieder, die zu Streitigkeiten, Rückzug oder Kontaktabbrüchen führen. In diesem Kapitel wird die Empathie genauer erklärt und es werden typische Einschränkungen beschrieben, welche bei der Persönlichkeitsstörung vorliegen können. Zudem werden einige Vorschläge gemacht, wie Sie Ihre Fähigkeiten zur Perspektivübernahme weiterentwickeln können. Auch erklären wir, wie Psychotherapie dabei hilfreich sein kann.

An einem Beispiel möchten wir Empathie genauer erklären: Ein Vater sieht, wie sein kleines Kind mit Freude auf einem Roller fährt. Plötzlich fährt das Kind über eine Unebenheit und stürzt auf den rauen Beton. Das Kind fängt an zu weinen und der Vater sieht die Oberlippe, die sich nach unten zieht, die Augen, die sich schließen, und die Tränen. Dann geht der Blick suchend zu dem Vater. Beim Anblick empfindet auch er ein schmerzhaftes Gefühl und für einen kurzen Moment schnürt sich ihm die Kehle zu, die Mundwinkel ziehen sich nach unten und er eilt zu dem Kind, um es zu trösten. Als er sieht, dass sich das Kind nicht schlimm verletzt hat, ist er beruhigter und nimmt das Kind zum Trost in den Arm.

Vielleicht mag es Ihnen beim Lesen der kleinen Vignette ebenso wie dem Vater ergangen sein. Wie in Romanen auch, entwickeln wir selbst bei kleinsten Geschichten schon Bilder vor unserem Auge und fühlen uns gleich den Behandlern. Unter Umständen haben Sie sich mehr mit dem Kind identifiziert und konnten sich so gut in es hineinversetzen.

An diesem Beispiel lassen sich die wesentlichen Elemente der Empathie beschreiben:

1. Der Vater spürt intuitiv die Emotionen seines Gegenübers in sich selbst. Er empfindet Mitgefühl.
2. Der Vater versteht mit bewussten Gedanken die Gründe für das Leid.
3. Der Vater erkennt, dass es sich um die schmerzhaften Gefühle in einem anderen Menschen handelt.
4. Der Vater kann die mit dem Sturz einhergehenden implizite Wünsche des Kindes nachvollziehen. Er erkennt, dass sein Sohn getröstet werden möchte.

Wir erkennen in diesem Beispiel, dass zur Empathie die Fähigkeit gehört, die Emotionen seines Gegenübers in sich selbst empfinden zu können und zu wollen. Der Vater erkennt, dass das Kind wegen seiner Schmerzen, des Kontrollverlusts und des plötzlichen Endes eines schönen Moments weint. Die Tränen kommen nicht aus dem Nichts. Obgleich es banal erscheinen mag, ist es doch essenziell. Der Vater erlebt den Unterschied zwischen sich selbst und seinem Kind. Obwohl er die Schmerzen körperlich und geistig nachempfinden kann, ist er doch in Lage sie einem anderen Menschen zu zuordnen. In der Psychotherapie wird dies als »Selbst-Objekt-Differenzierung« bezeichnet. Es beschreibt die Fähigkeit eines Menschen sich als eigenes Wesen mit eigenen Gedanken und Wünschen wahrzunehmen und dies im Anderen zu sehen. Dies ist ein wichtiger menschlicher Entwicklungsschritt.

Der Vater kann nachvollziehen, dass sein Kind getröstet werden möchte, indem es in den Arm genommen wird oder die Wunden inspiziert werden. Der Vater verstärkt nicht das Leiden, sondern spiegelt ihm durch seine explizite Handlung, dass er bei ihm ist und seinen Schmerz nachvollziehen kann. All diese Aspekte der Empathie sind erforderlich, damit der Vater gut auf die Bedürfnisse des Kindes reagieren und es trösten kann. Angemessene empathische Reaktionen sind allerdings alles andere als selbstverständlich und im Folgenden beschrieben wie einige typische Probleme mit der Empathie.

5 Empathie

Empathie lässt sich zusammenfassend auch über drei Hauptmotive erfassen:

- Können Sie Anerkennung und Verständnis für das Erleben und die Motive anderer Menschen aufbringen?
- Sind Sie tolerant gegenüber unterschiedlichen Sichtweisen?
- Verstehen Sie die Wirkung Ihres eigenen Verhaltens auf andere?

Störungen der Empathie

Empathie kann als eine zwischenmenschliche Funktion beschrieben werden, welche aus verschiedenen Gründen gestört sein kann. Wir gehen grundsätzlich davon aus, dass die meisten Menschen empathiefähig sind, so wie die meisten Menschen Lesen und Schreiben lernen können. Unsere tatsächliche Empathiefertigkeit hängt dann stark davon ab, wie gut sie beim Aufwachsen erlernt wurde und ob sie auch zugelassen und ausgeübt werden darf oder immer wieder abgewehrt wird. Wie empathisch Menschen tatsächlich reagieren, ist außerdem tagesformabhängig. Wer etwa müde und erschöpft ist, dem fällt es sicherlich schwerer auf andere empathisch einzugehen. Wenn ein Mensch gerade an einer depressiven Episode leidet, bei der die Gefühle gewissermaßen gelähmt sind und sich nichts emotional bedeutsam anfühlt, dann wird dieser Mensch auch Probleme haben empathisch zu reagieren, auch wenn er oder sie es sonst gut kann.

Selbst-Objekt-Differenzierung

Die Störung der Selbst-Objekt-Differenzierung ist eine der wohl tiefgreifendsten Empathiestörungen. Diese resultiert aus einer frühen psychoemotionalen Entwicklungsstörung im Säuglings- und Kleinkindalter. Während ein Embryo im Mutterleib zunächst komplett verbunden in und mit in der Mutter aufwächst, muss das Baby nach der Geburt erst lernen, dass es ein von der Mutter getrenntes Lebewesen mit eigenen Emotionen, Gedanken und Wünschen ist. Die Säuglingsforschung beschäftigt sich mit der Frage, wie dies genau funktioniert. Eine Grundidee dabei ist, dass eine markierte Spiegelung der Gefühle des Säuglings bei der Selbst-Objekt-Differenzierung hilft. Die engsten Bezugspersonen ahmen den Emotionsausdruck des Säuglings in einer etwas anderen Weise nach und versuchen gleichzeitig Schutz und Halt zu bieten. Das Säuglingskind kann somit in der Reaktion der Bezugsperson etwas über den eigenen Gefühlszustand erfahren und mit der Zeit auch lernen zwischen eigenen und fremden Gefühlen zu unterscheiden.

Die erste Kommunikation mit unseren Bezugspersonen kann durch vieles gestört werden. Stellen Sie sich vor, Ihre Mutter oder Ihr Vater sind krank und deshalb für längere Zeit im Krankenhaus. Dann fehlt dem Kind ein wichtiges Gegenüber, an dem es Reaktionen wahrnimmt und Emotionen gespiegelt bekommt. Ist eine Bezugsperson durch eine Krankheit, wie eine Schizophrenie, eine Suchterkrankung oder eine schwere körperliche Erkrankung, nicht mehr in der Lage, die noch nicht ausgereiften Emotionsausdrücke und Wünsche des Kindes wahrzunehmen oder zu spiegeln, wird dies zu Einschränkungen in der Entwicklung führen. Dies kann sich über die früheste Kindheit hinaus bis in die Jugend fortsetzen. Jugendliche, die in Familien aufwachsen, in denen wenig auf emotionale Bedürfnisse eingegangen wird und wenig über Gefühle gesprochen wird, können sich in der Kommunikation regelrecht verloren fühlen und nicht die richtigen Worte finden. Ebenso kann es Menschen ergehen, die in ihrer Familie ständig Streitigkeit oder impulsives Handeln erlebt haben. Diese Affektausbrüche können dazu führen, dass diese Kinder nicht erfahren, dass Emotionen auch ausgehalten werden können. In ihren späteren Partnerschaften oder in ihrem beruflichen Umfeld können sie genauso mit anderen umgehen, ohne dabei zu erleben, welche Schäden sie anrichten.

Intuitiv fühlen

Manchmal nehmen Menschen die Gefühle ihres Gegenübers gar nicht wahr. Es ist davon auszugehen, dass alle Menschen gewisse »blinde Flecken« in der Emotionswahrnehmung haben und beispielsweise bestimmte Gefühle nicht, dafür andere sehr gut erkennen können. Stellen Sie sich etwa einen Therapeuten vor, der seine eigene Trauer über den Tod eines wichtigen Familienmitglieds während seiner Kindheit nicht zulassen konnte, da innerhalb seiner Familie Trauer mit Hilflosigkeit und Schwäche gleichgesetzt wurde. Die Folge wird sein, dass er, trotz der Motivation seiner Patienten und Patientinnen sich hiermit auseinander zu setzen, diese Themen übersieht, um sich nicht den eigenen schmerzhaften Gefühlen stellen zu müssen.

Ebenso wie es diesem Therapeuten ergeht, könnte es auch Ihren Freunden und Freundinnen ergehen. Eine Ihrer Freundinnen könnte sich immer wieder zurückziehen, sobald es zu Konflikten kommt. Nehmen Sie einmal an, sie sei als Kind bei Widerworten und dem Ausdruck von Wut bestraft worden, indem sie zum Beispiel eingesperrt wurde oder die Mutter tagelang nicht mehr mit ihr gesprochen hat. So hat sie in ihrer Kindheit Ärger und Wut tief »vergraben« und Abwehrmechanismen gebildet, die jetzt dafür sorgen, dass diese Gefühle nicht mehr bewusst auftreten. Dann sind Ärger und Wut ihr »blinder Fleck«; ihr intuitives Fühlen ist eingeschränkt und sie zieht sich, gleich ihrer Lebenserfahrung, zurück.

Die Schwierigkeit des intuitiven Fühlens bei Persönlichkeitsstörungen lässt sich aus den vorherigen Kapiteln und der multifaktoriellen Entstehung des Krankheitsbildes verstehen. Eine Vielzahl von negativen Ereignissen mag dafür gesorgt haben, dass nicht nur eine Emotion nicht mehr bewusst erlebt werden kann, sondern gleich mehrere Emotionen durch Angst und Abwehr verdrängt werden.

Das richtige Handeln

Wie beschrieben entwickeln Kinder durch Erziehung eine Feinfühligkeit bezüglich der Emotionen von anderen Menschen. Wie in den Abschnitten zuvor merken Sie, dass diese sehr unterschiedlich ausgeprägt sein kann. Wir sind abhängig vom Umgang innerhalb unserer Familie, unseres Freundes- und Bekanntenkreises und jenen Normen, denen wir uns angehörig fühlen.

Es kann auch ein »Zuviel« an emotionaler Feinfühligkeit geben, nämlich dann, wenn Menschen von den Gefühlen anderer Menschen regelmäßig überwältigt werden. Die Gefühle von anderen überkommen sie regelrecht und sie sind durch das Leid der anderen schnell selbst sehr belastet. Anderseits kann es auch ein »Zuviel« von außen geben, indem Menschen immer wieder unterstützen und helfen wollen, dabei jedoch nicht wahrnehmen, dass das nicht gewünscht ist. Ein »Zuviel« oder auch ein »Zuwenig« an Mitgefühl kann einer guten empathischen Reaktion im Wege stehen. Am obigen Beispiel betrachtet könnte ein Vater, der »zu wenig« Mitgefühl empfindet, den emotionalen Zustand des gestürzten Kindes nicht bemerken bzw. übersehen. Er sähe das Kind fallen, aber ohne dabei selbst emotional etwas zu empfinden. Er könnte das Kind nicht trösten, denn er hätte gar kein Leid bemerkt und womöglich etwas gesagt wie »Steh' halt wieder auf und fahr weiter!«.

Ein »Zuviel« an Mitgefühl könnte sich in einer übertriebenen Reaktion zeigen. Der Vater könnte sich so sehr erschrecken und Angst um das Kind bekommen, dass er vor Aufregung gar nicht richtig bemerkt, dass sich das Kind nicht schlimm verletzt hat. Vielleicht würde er dem Kind sagen, dass es auf keinen Fall den Arm bewegen soll, dieser könnte ja gebrochen sein, und das Kind zu einem Arzt fahren. Das Kind würde dann selbst nicht getröstet und beruhigt, sondern würde durch die Reaktion des Vaters zusätzlich verunsichert werden. Vielleicht erlebt das Kind sogar den Wunsch seinen Vater zu beruhigen.

Eine für das Kind besonders problematische Konstellation (die aber bei der schweren Persönlichkeitsstörung durchaus vorkommen kann) liegt vor, wenn der Vater über keine gute Selbst-Objekt-Differenzierung verfügt und ihm auch die Perspektivübernahme nicht gelingt. Der Schmerz und Schreck des stürzenden Kindes würde ihn »überfallen« und einen starken Anspannungszustand auslösen. Wenn er dann einen »klaren Kopf« (die Fähigkeit zur kognitiven Perspektivübernahme) verliert, könnte er etwa wütend auf das Kind werden (die »Ursache der unangenehmen Anspannung«) und es anschreien.

/ 5 Empathie

Übungen und Therapie

Als erster Schritt kann es hilfreich sein zu überlegen, wo die eigenen Stärken und Schwächen in Bezug auf die Empathiefertigkeiten liegen. Wir gehen davon aus, dass alle Menschen Stärken und Schwächen hierin haben. Es ist aber prinzipiell schwierig die eigenen Problembereiche – die eigenen blinden Flecke – zu erkennen. Es ist nahezu unmöglich zu bemerken, dass man etwas nicht bemerkt. Und selbst wenn man auf einen solchen blinden Fleck aufmerksam gemacht wird, ist es oft nicht leicht dies zu akzeptieren.

Übung 1: Emotionale Feinfühligkeit

Als eine erste Übung bitten wir Sie Ihre emotionale Feinfühligkeit grob einzuschätzen. Sind Sie eher ein Mensch, der von Gefühlen der Mitmenschen wenig angerührt ist, sie kaum bemerkt oder den Gefühle von anderen »kalt« lassen? Oder reagieren Sie besonders empfindlich und stark auf Gefühle von anderen? Belastet es Sie rasch, kann es Ihnen zu viel werden? Oder würden Sie sich eher im Mittelfeld verordnen? Falls möglich, sprechen Sie mit einem Menschen darüber, der Sie gut kennt, da eine Außenperspektive sehr hilfreich sein kann. Fragen Sie vielleicht auch nach einem Beispiel für diese Perspektive.

Übung 2: Emotionsspektrum

Versuchen Sie nun herauszufinden, welche Emotionen Sie bei sich selbst und bei anderen Menschen gut erkennen können und welche nicht. Es ist sehr wahrscheinlich, dass Sie verschiedene Emotionen unterschiedlich genau erkennen können.
Stellen Sie sich einmal folgende Fragen:

- Habe ich schon einmal bei einer Beerdigung geweint?
- Weine ich bei Abschieden?
- Fällt es mir schwer Freunde zu trösten?

- Kann ich in einem Konflikt offen meinen Ärger ansprechen?
- Habe ich meinen Freunden schon einmal gesagt, dass ich sie für etwas beneide?
- Kann ich Lob annehmen?

Die Fähigkeit Gefühle bei anderen Menschen zu erkennen, hängt wesentlich davon ab, wie gut wir Gefühle bei uns selbst erkennen können. Die eigene Gefühlswelt besser kennenzulernen, wird dadurch mit einer Verbesserung der Empathiefertigkeit einhergehen. Wir gehen aber auch davon aus, dass man eigene Gefühle am besten im Kontakt mit anderen Menschen erkennen und kennenlernen kann. Denn gerade Emotionen, für die wir selbst »blind« sind, können andere Menschen erkennen und uns zurückspiegeln – ein Vorgang, der emotionales Lernen ermöglicht. Dies setzt möglichst offene und vertrauensvolle Beziehungen voraus, da wir sonst die Rückmeldungen der anderen nicht annehmen können. Psychotherapie kann hier sehr hilfreich sein. Idealerweise gelingt es eine therapeutische Beziehung aufzubauen, die vertrauensvoll und offen ist, sodass solch ein emotionales Lernen ermöglicht wird. Wir halten insbesondere Gruppenpsychotherapie für geeignet, um empathischer zu werden. In einer Gruppenpsychotherapie ist es nämlich möglich, von mehreren und verschiedenen Menschen emotional wahrgenommen zu werden und Emotionen gespiegelt zu bekommen. Außerdem wird die Fähigkeit zur Perspektivübernahme ständig gefordert, da immer verschiedene Perspektiven nebeneinander im therapeutischen Raum vorhanden sind. Auch die Abgrenzung von anderen Menschen und deren Emotionen kann in besonderem Maße gefordert werden.

Übung 3: Perspektivübernahme

Die bewusste Perspektivübernahme lässt sich vielleicht am gezieltesten üben und ist nur durch die Zeit begrenzt, die Sie sich dafür nehmen können. Stellen Sie sich einmal vor, Sie seien Zuschauer einer Fernsehsendung und betrachten sich im Umgang mit jemand anderem. Es gibt weder eine Lachspur noch Musik.

5 Empathie

> Wie wirken Sie mit Ihrer Körperhaltung und Ihrem Blickkontakt auf Ihr Gegenüber? Könnten Sie sich vorstellen, was der andere über Sie denkt? Möchte er oder sie etwas sagen, hält sich jedoch wegen Ihrer Reaktion zurück?
>
> Wie könnte Ihr Lieblingsfernsehcharakter auf Sie reagieren, wenn Sie in der Situation genauso handeln würden, wie Sie es in der Realität gemacht haben?

Die Fertigkeit verschiedene Perspektiven einnehmen zu können, sollte nicht unterschätzt werden! Viele Kommunikationsprobleme und Konflikte entstehen dadurch, dass wir vorschnell eine Perspektive einnehmen und dann nicht mehr gut davon abrücken können. Die Fähigkeit zur Perspektivübernahme ist abhängig vom Anspannungs- bzw. Angstniveau. Wer sehr angespannt ist, dem fällt es schwer, »einen kühlen Kopf zu bewahren« und verschiedene Perspektiven zu reflektieren. Dies ist erstmal ganz logisch, denn in tatsächlich gefährlichen Situationen kann längeres Nachdenken lebensgefährlich sein. Wenn sich bei einer Bergwanderung plötzlich ein Bär vor einem aufbäumt, sollte man sich nicht erst mit verschiedenen Perspektiven auf die Situation beschäftigen, bevor man das Weite sucht. Alltägliche zwischenmenschliche Situationen sind zum Glück nicht so lebensgefährlich, trotzdem können wir uns durch Aussagen von anderen Menschen »angegriffen fühlen« und das Angstsystem kann aktiviert werden. Hier lohnt es sich Perspektivwechsel zu üben.

Fallbeispiel: Eingeschränkte Fertigkeit zur Perspektivübernahme

Patientin:	(unruhig, aufgebracht) Mir geht es gar nicht gut, ich glaube niemand mag mich mehr!
Therapeutin:	Ist etwas vorgefallen, dass Sie sich so fühlen?
Patientin:	Ich habe mit meinem Vater telefoniert und ich verstehe gar nicht warum … aber dann hat er mich beschimpft. Ich wollte nur bitten, dass er beim Einkaufen hilft. Er hat gar nicht richtig zugehört und ich glaube er war gerade auf der Arbeit. Im Hintergrund hat immer noch jemand gesprochen, aber ich habe das nicht verstanden

	am Telefon. Und dann hat er »Du Arsch« zu mir gesagt! Ich war ganz erschrocken und konnte gar nichts mehr sagen! (Die Patientin ist aufgebracht und bekommt Tränen in den Augen)
Therapeutin:	Und dann?
Patientin:	Nichts dann! Dann konnte ich nichts mehr sagen und habe aufgelegt! Ich bin so wütend auf meinen Vater!
Therapeutin:	Kommt es öfters vor, dass Ihr Vater Sie so beleidigt?
Patientin:	Nein, nie! Deswegen bin ich so erschrocken. Er ist doch immer so lieb zu mir. Er hat auch nochmal versucht mich anzurufen, aber ich bin nicht drangegangen.
Therapeutin:	Warum nicht?
Patientin:	(noch aufgeregt) Ich kann nicht!
Therapeutin:	Wenn wir jetzt, ganz in Ruhe, noch einmal zusammen nachdenken ... könnte es vielleicht ein Missverständnis sein? Denn Sie sagten selbst, dass Sie Ihren Vater so gar nicht kennen.
Patientin:	Nein, er sagt sowas nie.
Therapeutin:	Nun das ist ja merkwürdig! Er ist gar nicht so und nun sagt er zu Ihnen sowas. Vielleicht gibt es eine andere Erklärung?
Patientin:	Hmmm...
Therapeut:	Vielleicht war er selbst gerade aufgebracht aus einem anderen Grund oder er hat gar nicht Sie gemeint?
Patientin:	Meinen Sie? Nun, irgendwie hat ja auch der Kollege die ganze Zeit etwas zu ihm gesagt.
Therapeutin:	Denken Sie, dass Sie in Ruhe nochmal mit Ihrem Vater darüber sprechen können?
Patientin:	Ja, vielleicht hat er ja wirklich gar nicht mich gemeint, ich habe mich irgendwie direkt angegriffen gefühlt.

Die Patientin berichtet später, dass ihr Vater eigentlich einen Streit mit seinem Kollegen hatte und es ihm gar nicht klar war, dass seine Tochter über das Telefon gehört hat, was er dem Kollegen gesagt hat. Als er gehört hat, dass seine Tochter sich angegriffen gefühlt hat, entschuldigte er sich bei ihr. Das Beispiel verdeutlicht, wie die Patientin in dem Moment, in dem sie sich angegriffen gefühlt hat, nicht mehr in der Lage war alternative Perspektiven zu erwägen. Die Therapeutin hat ihr aufgezeigt, was ihr dabei hilft, ruhiger zu werden und ein klärendes Gespräch mit ihrem Vater zu führen.

Empathielosigkeit

Es gibt Menschen, die kein oder kaum echtes Mitgefühl empfinden können. Die meisten Menschen empfinden selbst ein unangenehmes, schmerzhaftes Gefühl, wenn sie andere Menschen leiden sehen. Dies ist eine Voraussetzung dafür, echte Schuld und Reue zu erleben. Wenn wir andere verletzen (sei es körperlich oder durch eine emotionale Kränkung) und uns das zugefügte Leid ganz kalt lässt, dann kann man sich auch nicht wirklich dafür entschuldigen. Die Unfähigkeit Mitgefühl, Schuld und Reue zu empfinden wurde bisher (z. B. in der ICD-10) unter dem Begriff der dissozialen Persönlichkeitsstörung erfasst. In der ICD-11 wird Dissozialität als eine von fünf Persönlichkeitsdomänen erfasst. Eine schwere Dissozialität lässt sich bei vielen Gewaltverbrechern feststellen und diese als Psychopathen oder Soziopathen bezeichneten Menschen lösen immer wieder eine gewisse Sensationslust aus, wie sich in Büchern oder Filmen, z. B. »Das Schweigen der Lämmer«, zeigt. Es ist bemerkenswert, dass Dissozialität nicht immer mit eingeschränkter Fähigkeit zur Perspektivübernahme einhergeht. Es gibt also durchaus Menschen, die zwar in der Lage sind, sich sehr gut in andere »einzu*denken*«, sich aber nicht wirklich »ein*fühlen*« können. Auch Dissozialität lässt sich durch Behandlung verbessern, falls genug Offenheit für eine Behandlung besteht. Wünschenswert wäre dies allemal, denn die Empathielosigkeit macht es unmöglich gesunde Beziehungen zu führen.

6 Nähe und Bindung

Wenn wir von Nähe sprechen, sprechen wir immer von emotionaler Nähe, die zwischen Menschen entsteht. Jede Beziehung beinhaltet eine Offenbarung unserer innersten Welt. Das kann ganz bewusst geschehen, indem wir offen und ehrlich über unsere Befindlichkeiten, Wünsche und Hoffnungen sprechen, oder unbewusst durch Mimik, Gestik oder die gesamte Beziehungsgestaltung. Dabei muss das Gesagte nicht mit dem Handeln übereinstimmen. Häufig zeigen sich Gegensätze, die dem Menschen selbst gar nicht bewusst sind. Besonders eindrücklich können dies Patienten und Patientinnen sowie Therapeuten und Therapeutinnen in der Gruppentherapie sehen. Die Begegnungen und Interaktionen in der Gruppe fordern eingefahrene Vorstellung über das Selbst heraus. Dies fördert das Verstehen der eigenen Anteile an der Beziehungsgestaltung.

Nähe geht immer auch mit ihrem Gegenspieler, der Distanz, einher. Alle Menschen sind in Beziehungen mit der Frage konfrontiert, wie viel Nähe sie zulassen können, wie viel Distanz zu Beginn bestehen muss und wann sie diese langsam reduzieren können. Wenn sich ein Mensch Nähe wünscht, aber immer wieder mit Anspannung reagiert und sich distanziert, hat das immense Folgen für das Leben. Es macht den Menschen einsam, baut eine Spannung zwischen Wunsch und Realität auf und erschwert es über die Zeit emotionale Nähe zuzulassen.

Wir wollen uns zunächst zwei Beispielen zuwenden, um den Begriff der Nähe besser verstehen zu können.

Fallbeispiel: Der zurückgezogene Arzt

Der 65-jährige promovierte Arzt stellte sich nach mehreren schweren körperlichen Krankheiten auf unserer Station vor. Er hatte bislang keine

Erfahrungen mit Psychotherapie gemacht. Neben einer Tumorerkrankung kam es bei einem Skiunfall zu einer Hirnblutung. In der Folge erlitt er immer wieder epileptische Anfälle. Seitdem ist er antriebslos und war über längere Zeit krankgeschrieben. Obgleich die aktuellen Beschwerden im Vordergrund standen, gab das Aufnahmegespräch Aufschluss über sein isoliertes Leben. Nach dem Abitur zog er aus, studierte Medizin und lebte seither allein. Während seiner Ausbildungszeit als Assistenzarzt kam es immer wieder zu Konflikten mit seinen Oberärzten und Oberärztinnen sowie den Chefärzten und Chefärztinnen. Er erlebte sich kritisiert und entwertete seine Oberärzte und Oberärztinnen, besonders jene Oberärztinnen, deren klinische Fähigkeiten er als ungenügend einschätzte. Regelmäßig kam es zu Gesprächen mit den Vorgesetzen und wiederholt musste er den Arbeitsplatz wechseln. Die erste Partnerschaft war zugleich seine letzte und lag 40 Jahre zurück. Er besuchte regelmäßig Prostituierte. Er betonte dabei mehrfach, dass ihm andere Menschen nicht wichtig seien und ihm die Isolation gefalle. Er betonte, dass seine Besuche bei den Prostituierten lediglich dem Abbau seiner ihm angeborenen Triebe dienten. Während der Exploration seines sozialen Lebens zogen sich seine Mundwinkel nach unten, das Kinn begann zu zittern und seine Augen füllten sich mit Tränen. Sobald ihm dies gespiegelt wurde, stritt er damit in Zusammenhang stehende Emotionen ab und betonte, keine Emotionen wahrzunehmen: Er sehne sich weder nach Kontakten, noch trauere er über fehlende Freundschaften. Zunehmend wurde deutlich, dass er Menschen nicht vertraute und niemandem seine innere Welt offenbaren wollte. Er selbst kannte den Grund hierfür nicht. Seit seinen körperlichen Erkrankungen sorgte er sich, zunehmend pflegebedürftig zu werden, auf die Hilfe anderer angewiesen zu sein, denen er nicht vertrauen könne, und erlebte seither zunehmend depressive Symptome. Gemeinsam formulierten wir die Therapieziele. Über zwei Therapiestunden schauten wir uns die Notwendigkeit an, seine Einstellung bezüglich der Nähe zu anderen Menschen zu verändern, und es zeigte sich ein zarter Wunsch seinerseits, dies ausprobieren zu wollen. An erster Stelle seiner Therapieziele stand: Emotionale Nähe zu anderen Menschen zulassen können.

6 Nähe und Bindung

Fallbeispiel: Die Einsiedlerin

Eine 42-jährige Patientin kommt zum Aufnahmegespräch in das Therapiezimmer. Sie hält kaum Blickkontakt, wirkt ängstlich und schaut zunächst im Raum umher und dann auf den Boden, ohne dabei den Blickkontakt länger auf dem Therapeuten zu lassen. Sie berichtet unter Anspannung von starken Angstsymptomen, die sich mit Herzklopfen, Enge in der Brust, Zittern und massiven Verspannungen in der Schulter-Nacken-Muskulatur zeigen. Seit nunmehr einem halben Jahr arbeite sie nicht mehr. In ihrem Betrieb habe sie wegen der Insolvenz ihres Arbeitsgebers ihre Anstellung verloren, in der sie mehr als 20 Jahre gearbeitet habe. Nun ziehe sich noch mehr als sonst zurück, gehe weder zu ihrem Sport noch treffe sie sich mit ihrer einzigen Freundin. Meistens bleibe sie im Bett liegen. Eine feste Beziehung gebe es seit ihrem 19. Lebensjahr nicht mehr, nachdem sie von ihrer ersten Liebe enttäuscht worden sei. Zu ihrer gesamten Familie habe sie seit der Jugend keinen Kontakt mehr. Sie berichtete von einer Kindheit, die durch einen erbarmungslosen Umgang mit Emotionen und körperlicher Gewalt geprägt gewesen sei, sodass sie mit 17 ausgezogen ist. Den bisherigen Arbeitsplatz habe sie direkt nach ihrer Ausbildung bekommen und dort habe sie nach kurzer Zeit eine Sonderstellung innegehabt. Sie habe ein kleines Büro erhalten, in dem sie Designs erstellt habe, ohne dabei in Kontakt zu anderen treten zu müssen. Sie sei stolz durch ihre harte Arbeit einen Arbeitsplatz erhalten zu haben, in dem sie den gesamten Tag für sich selbst sein könne, ohne den Ängsten durch den Kontakt zu langjährigen Kollegen ausgesetzt zu sein. Die Stelle, die sie seit knapp 20 Jahren innegehalten habe, stabilisierte sie. Seither habe sie zwei neue Stellen angenommen, habe jedoch jeweils nach knapp zwei Wochen gekündigt, da sie in einem Großraumbüro habe arbeiten müssen. Die Blicke der anderen und ihrer Wahrnehmung nach hübscheren und technisch versierten Kollegen und Kolleginnen seien eine Belastung gewesen. Sie habe sich ständig gefragt, was andere wohl von ihr halten könnten und vermutete Entwertungen und Häme.

Aus ihrem vorherigen Arztbrief, der knapp 20 Jahre zurückliegt, wird sie als rückzügig und ängstlich beschrieben, sodass es den Behandlern und den Gruppenmitgliedern schwergefallen sei in einen Kontakt mit ihr zu kommen. Dies habe sich in ihren mehrfachen und teils jahrelangen Psychotherapien wiederholt.

Diese Beispiele geben einen ersten Eindruck, welche massiven Auswirkungen die Angst vor emotionaler Nähe auf das gesamte Leben haben kann. Die zum Schutz aufgebaute Distanz beraubt den Menschen eines gemeinschaftlichen Lebens, in dem Intimität und Verbundenheit entstehen darf.

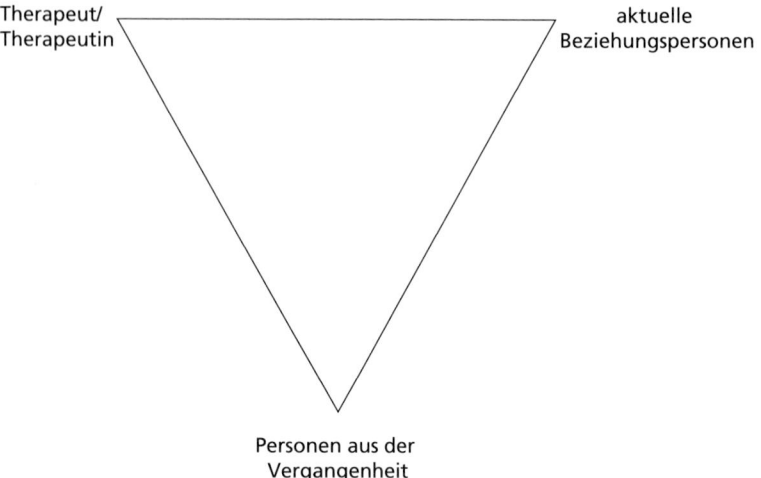

Abb. 6.1: Das Beziehungsdreieck (angelehnt an Abbass, A. & Schubiner, H. (2020): *Psychophysiologische Störungen*. Kohlhammer): Es zeigt, dass Erfahrungen mit wichtigen Personen aus der Vergangenheit, mit aktuellen Bezugspersonen und auch mit Therapeuten und Therapeutinnen miteinander in Zusammenhang stehen. Wichtige emotionale Erfahrungen aus früheren Beziehungen prägen die heutigen wichtigen Beziehungen.

Nachdem wir den Rückzug und die Folgen für das Leben kennengelernt haben, wenden wir uns kurz der Gegenseite zu. Einige Patienten und Patientinnen regulieren ihren Konflikt der emotionalen Nähe, indem sie immer wieder sehr engen Kontakt suchen. Dabei sind sie ständig in Kontakt mit Freunden oder in einer Beziehung, die durch häufiges Telefonieren, Besuche und Kontakt geprägt ist. Distanz führt zu Angst. Häufig stellen sie Ansprüche an das Gegenüber bei ihnen zu bleiben. Teilweise kommt es auch zu manipulativem Verhalten, um den Kontakt zu erhalten. Die Beziehungen sind jedoch von heftigen Streitigkeiten geprägt und das Gegenüber bekommt, eben wie »die Einsiedlerin«, das Gefühl zwar benötigt, jedoch auch verabscheut zu werden.

Wir wollen die Einleitung mit den Beispielen nutzen, um dem ihnen nun schon bekannten Konfliktdreieck ein weiteres hinzuzufügen. Wir sprechen hier vom Beziehungsdreieck.

Entwicklung von Nähe und Bindung

Wie alle anderen Menschen auch, sind Menschen mit Persönlichkeitsstörung von ihren frühesten Kindheitserfahrungen und dieser familiären Beziehungsqualität geprägt. Unsere ersten Beziehungserfahrungen sind die Grundlage für unser weiteres Leben. Idealerweise erleben wir Sicherheit im Umgang mit unseren Gefühlen, Wünschen und Konflikten. Wir erhalten Fürsorge und eine Anleitung im Umgang mit schwierigen Emotionen. Teils wird uns dies vorgelebt oder uns wird im Kontakt zu unseren Eltern das Gefühl gegeben, dass auch unsere Wut, unser Neid und unsere Trauer ertragen werden können. Wir machen die wichtige Beziehungserfahrung, uns vor unserem Gegenüber nicht für unsere Gefühle schämen zu müssen. Wir können die ganze Bandbreite unserer Emotionen zulassen.

Wenn solche sicheren und geborgenen Beziehungserfahrungen in der Kindheit nicht gemacht werden, kann dies zu großen Schwierigkeiten mit den eigenen Emotionen und der Nähe zu anderen Menschen führen. Dies findet sich häufig in der Biografie von Menschen mit Persönlichkeitsstörung wieder. Es entstehen Bindungsstörungen. Häufig wird auch der Begriff des Bindungstraumas verwendet, der aber nicht unbedingt Traumata wie bei einer Posttraumatischen Belastungsstörung (PTBS) meint, die durch wiederkehrende Albträume, Flashbacks und unerwünschte Erinnerungen an traumatische Ereignisse gekennzeichnet ist.

6 Nähe und Bindung

Die Ursachen von Bindungsstörungen sind vielfältig. Sie gehen etwa auf Krankheiten der Eltern zurück, die zum Tod, zu wiederholten Krankenhausbesuchen oder zu ausgeprägtem Krankheitsverhalten führten (z. B. wiederholter Rückzug im Rahmen einer Chemotherapie oder Depression), aber auch auf psychische Probleme der Eltern wie Impulsivität mit einem starken Wechsel aus Nähe und Distanz gegenüber dem Kind oder auf Suchterkrankungen der Eltern. Andere Beispiele sind körperliche und emotionale Missbrauchserfahrungen oder Vernachlässigungen.

Kinder sind abhängig von ihren Eltern und somit emotional auf sie angewiesen. Wenn Eltern sie bedrohen, einschüchtern, schlagen, missbrauchen oder vernachlässigen, führt dies Kinder in ein emotionales Dilemma: Sie entwickeln Wut und Ärger, was sie aber gegenüber ihren Eltern nicht zeigen können. Die Gefühle müssen abgewehrt werden und die Kinder müssen sich nach innen verschließen und nach außen anpassen. Dies ist besonders gravierend, wenn es gar keine Vertrauensperson gibt, wie ein Elternteil, Tante, Onkel oder Großeltern, die eine gesunde Beziehung mit dem Kind führen.

Manchmal sind die emotionalen Probleme in der Herkunftsfamilie gut versteckt. Es gibt keine »ganz schlimmen« Geschehnisse, die Eltern schlagen nicht, schimpfen nicht, missbrauchen nicht. Bindungsstörungen können trotzdem auftreten, etwa wenn die Eltern selbst verschlossen sind und emotional nicht auf die Kinder eingehen können oder wenn die Verletzungen subtil sind, etwa in Form von fehlender Anerkennung und Entwertung. So können Kinder die innere Überzeugung gewinnen, nicht wertvoll, nicht liebenswert oder nicht »gut genug« zu sein.

Bindungstypen

In der Entwicklungspsychologie werden vier Bindungstypen unterschieden, die bereits bei kleinen Kindern festgestellt werden können. Sie entwickeln sich in den ersten Lebensjahren und wirken fast immer bis ins Erwachsenenalter fort. Für Menschen ist die Bindung zu ihren engen Bezugspersonen sehr wichtig; eine Trennung von engen Bezugspersonen kann Angst und Panik auslösen. Bei sicherer Bindung besteht Vertrauen in die Bezugspersonen, dass sie bald wiederkommen und einen nicht in einer bedrohlichen Situation allein lassen. Wenn sich die Bindung nicht sicher entwickeln konnte, lassen sich unterschiedliche Umgangsstrategien mit dem Bindungsstress beobachten.

- Sichere Bindung: Sicher gebundene Kinder und Erwachsene können ihre Gefühle offen zeigen und vertrauen ihren Bezugspersonen.
- Unsicher-vermeidende Bindung: Hier zeigen Kinder und Erwachsene ihre Gefühle nicht offen. Innerlich belastet sie die Trennung, aber sie lassen sich dies nicht anmerken, sondern lenken sich ab. Es kann der Eindruck entstehen, dass diese Menschen gut allein zurechtkommen.
- Unsicher-ambivalente Bindung: Bei diesem Bindungstyp zeigen Kinder und Erwachsene ihre Emotionen sehr stark, oft in einer Mischung aus Trauer und Verzweiflung über die (drohende) Trennung sowie starkem Ärger auf die Bezugspersonen.
- Desorganisierte Bindung: Hier besteht gar keine Strategie im Umgang mit Trennungen. Die Trennungsangst ist so groß, dass sie überfordert und zu Ohnmachtsgefühlen und Hilflosigkeit führt.

Fallbeispiel: Das Abstellgleis

Die Entwicklung der Bindungsstörung zeigte sich bei einem 27-jährigen Patienten sehr deutlich und wird durch die nachfolgende Abbildung (▶ Abb. 6.2) illustriert: Im Alter von acht Jahren verstarb sein Vater an einer bösartigen Krebserkrankung. Seine Eltern, die beide noch sehr jung waren, versuchten zuvor die Krankheit bestmöglich zu bewältigen. Damit sein Vater die Chemotherapie-Termine wahrnehmen konnte und seine Mutter arbeitete, um die Familie zu finanzieren, kam der Patient mit seiner jüngeren Schwester teils zu den Großeltern, teils bei Bekannten und Freunden unter. Die Eltern versuchten bestmöglich ein Sicherheitsnetz für die Kinder aufzubauen. Doch der Patient fühlte sich »aufs Abstellgleis« gestellt. Er wollte eigentlich mit seinen Eltern Zeit verbringen und spielen. Er war verärgert über die ständigen Trennungen, erlaubte sich aber nicht etwas zu sagen, da er um die Krankheit des Vaters wusste. Zweimalige Wutausbrüche ließen bei ihm die Erinnerung zurück, seinen Vater bis zur Erschöpfung belastet zu haben. Er hielt seine Wut zurück, fühlte sich hierfür schuldig und schämte sich. Nach dem Tod des Vaters wurde das Erleben nicht bearbeitet. In einem Familiengespräch entschuldigte sich die Mutter bei ihm und versuchte ihm bewusst zu machen, wie hart die Zeit auch damals für ihn gewesen sei. Es folgte ein Stiefvater und die Pubertät. Neid auf den Stiefvater, der mehr Aufmerksamkeit bekam, verfestigten sich in seinem Erleben immer mehr zur Überzeugung auf das Abstellgleis gesetzt zu sein. Er war trotzig in der Familie, zeigte den Trotz auch in der Schule und seiner Ausbildung, obgleich er sich dies eigentlich nicht wünschte.

Der Patient entwickelte als Kind die Strategie Wut, Schuld und Scham zu unterdrücken, um die Bindung und Nähe zu seinen körperlich und psychisch schwerbelasteten Eltern nicht zu verlieren. Als Kind erschien ihm dies als einzigen Weg mit den Gefühlen umzugehen. Als Jugendlicher und danach als junger Erwachsener ließ es ihn als einen Sonderling erscheinen, der trotzig den Kontakt zu seiner Familie, Schul- und Ausbildungskameraden vermied. Seine Abwehrmechanismen führten genau zu dem, was er sich nicht wünschte.

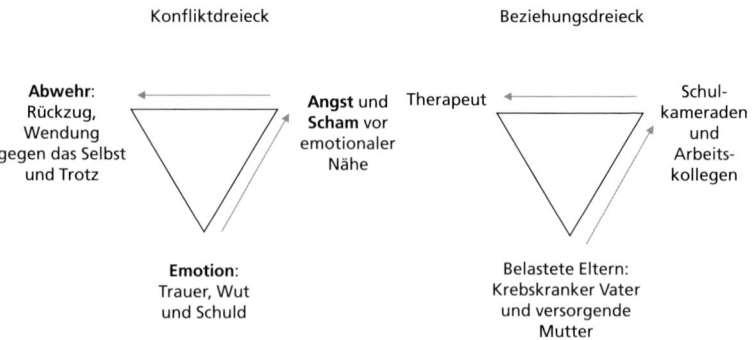

Abb. 6.2: Konflikt- und Beziehungsdreieck – Fallbeispiel

Über die zehn Wochen der stationären Therapie wiederholte der Patient seine Abwehrmechanismen (Vermeidung, Wendung gegen das Selbst, Trotz), um emotionale Nähe innerhalb der Therapie, aber auch innerhalb seiner Familie und seines sozialen Lebens nicht aufkommen zu lassen. Die Konsequenzen des Verhaltens waren keine Besserung innerhalb der Therapie und eine zerrüttete Beziehung zur noch verbleibenden Familie. Durch zwei Mitpatienten wurde ihm bewusst, dass er hierdurch Erfahrungen verpasste, die andere Jugendliche machten. Langsam wurde er sich der Folgen bewusst und versuchte sich selbst aktiv gegen diese Abwehrmechanismen zu stellen und ließ zunächst Scham und im Verlauf auch Wut zu. Das zeigte sich, indem er sich aktiv ein Familiengespräch wünschte, die Einladung auf eine Party annahm und über den Ärger auf seinen verstorbenen Vater und die dabei erlebten Schuldgefühle sprach. Zunehmend kamen ihm Erinnerungen an seinen Vater zurück, die er zuvor verdrängt hatte.

Nähe, Verbundenheit und Gegenseitigkeit

Gesunde Beziehungen setzen emotionale Nähe, Verbundenheit und Gegenseitigkeit voraus. Menschen unterscheiden sich in der Art und Weise, wie sie Beziehungen führen und was ihnen dabei wichtig ist. Problematisch kann dies sein, wenn die Art der Beziehungsführung immer wieder zu Konflikten, zu Leid oder zu Unzufriedenheit führt. Menschen, die in der Lage sind, gute Beziehungen zu führen, sind glücklicher und leben sogar länger.

Das sogenannte zwischenmenschliche Zirkumplexmodell (▶ Abb. 6.3) kann dabei helfen, die Art, wie Menschen Beziehungen führen, besser zu verstehen. Auf der horizontalen Achse wird die Fähigkeit zur Nähe (ganz rechts) und ihr Gegenpol, die Distanziertheit, aufgeführt. Der Aspekt der Gegenseitigkeit mit den Begriffen der Dominanz und Unterwürfigkeit findet sich auf der vertikalen Achse.

Wenden wir uns zunächst der horizontalen Achse zu. Es gibt Menschen, die kaum in der Lage sind, emotionale Nähe und Verbundenheit zuzulassen, etwa weil sie von ihrer Biografie und vom Bindungstyp so geprägt sind, dass emotionale Nähe ihnen kaum erträgliche Ängste und Anspannung bereitet. Oder sie haben das »Einzelgängertum« als Strategie entwickelt, um mit der fehlenden Nähe zurechtzukommen. Sie haben ihr Be-

6 Nähe und Bindung

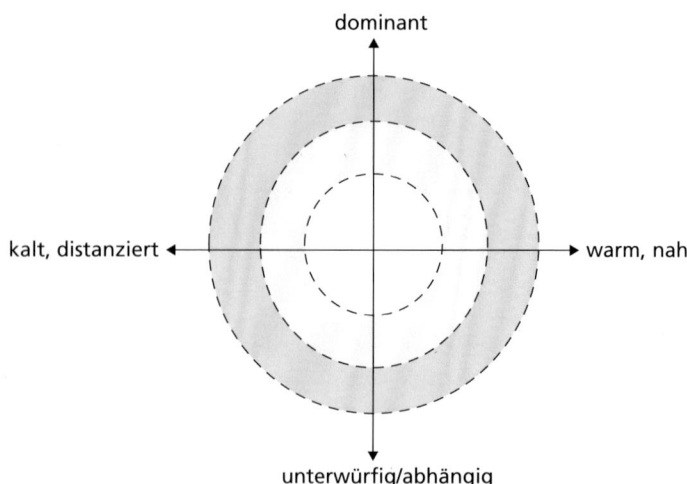

Abb. 6.3: Zwischenmenschlicher bzw. interpersoneller Zirkumplex

dürfnis nach Nähe und Verbundenheit gewissermaßen verdrängt oder abgestellt. Es gibt vielleicht Menschen, die gut allein durchs Leben gehen können, wenn sie damit keine Probleme und keinen Leidensdruck haben – dann haben sie auch keine Persönlichkeitsstörung. Wir gehen aber davon aus, dass eigentlich alle Menschen ein Bedürfnis nach Nähe haben.

In der älteren Klassifikation psychischer Störungen (ICD-10) wurden Menschen, die scheinbar keiner Nähe bedürfen, unter den Begriff der schizoiden Persönlichkeitsstörung gefasst. Hier gibt es wohl auch eine Überschneidung zu den Autismus-Spektrum-Störungen.

> **Symptome der schizoiden Persönlichkeitsstörung nach ICD-10**
>
> - emotionale Kühle, Distanziertheit oder abgeflachte Gefühle
> - reduzierte Fähigkeit, warme, zärtliche Gefühle oder auch Ärger anderen gegenüber auszudrücken
> - scheinbare Gleichgültigkeit gegenüber Lob oder Kritik von anderen
> - wenig Interesse an sexuellen Erfahrungen mit einem anderen Menschen

- fast immer Bevorzugung von Aktivitäten, die allein durchzuführen sind
- übermäßige Inanspruchnahme durch Fantasien und Introspektion
- wenige oder keine engen Freunde oder vertrauensvollen Beziehungen
- deutlich mangelndes Gespür für geltende soziale Normen und Konventionen; wenn sie nicht befolgt werden, geschieht das unabsichtlich

Auf der gegenüberliegenden Seite im Zirkumplexmodell stehen Nähe und Wärme. Hier gibt es aber wohl auch eine Extremform, in der Beziehungen »zu heiß« geführt werden. Dies betrifft Menschen mit einem sehr hohen Bedürfnis nach Nähe, die aber mit einer Heftigkeit gesucht und gefordert wird, welche die Mitmenschen bzw. den Partner oder die Partnerin überfordert. Dies ist oft bei der Borderline-Störung der Fall.

Weiter außen im Zirkumplexmodell liegen die »extremeren« und oft auch problematischeren Bereiche der Beziehungsgestaltung. Im Innenbereich liegen die normaleren Ausprägungen. So braucht eine gesunde Beziehung sowohl Nähe und Wärme als auch ein gewisses Ausmaß an Abgrenzung.

Auf der vertikalen Achse steht ein anderer Aspekt der Beziehungsgestaltung: Dominanz und Unterwerfung. Die Worte sind eher negativ besetzt; es geht aber auch um eine wichtige und gesunde Ausprägung davon. Auf der einen Seite geht es um Zielstrebigkeit und Durchsetzungsfähigkeit, auf der anderen Seite um die Fähigkeit, sich anzuvertrauen, sich einzulassen und sich führen zu lassen. Problematisch ist es auch hier, wenn wenig Flexibilität und eine starke Ausprägung in eine Richtung bestehen. Menschen, die sich fast immer dominant verhalten und nicht einordnen können, geraten immer wieder in Konflikte mit ihren Mitmenschen. Wer sich immer anpasst und unterwürfig ist, bleibt hingegen abhängig und wird eigene Zielen nur schwer erreichen können. In der ICD-10 wurde dies durch die dependente (abhängige) Persönlichkeitsstörung erfasst.

6 Nähe und Bindung

> **Symptome der dependenten (abhängigen) Persönlichkeitsstörung nach ICD-10**
>
> - wichtige Entscheidungen für das eigene Leben von anderen treffen lassen
> - Unterordnung eigener Bedürfnisse unter die anderer Personen, zu denen eine Abhängigkeit besteht, und unverhältnismäßige Nachgiebigkeit gegenüber deren Wünschen
> - mangelnde Bereitschaft zur Äußerung selbst angemessener Ansprüche gegenüber Personen, von denen man abhängt
> - Unbehagen beim Alleinsein, aus übertriebener Angst, nicht für sich allein sorgen zu können
> - häufiges Beschäftigtsein mit der Furcht, verlassen zu werden und auf sich selbst angewiesen zu sein
> - eingeschränkte Fähigkeit, Alltagsentscheidungen zu treffen, ohne zahlreiche Ratschläge und Bestätigungen von anderen

Eine gesunde Beziehungsgestaltung setzt somit voraus, emotionale Nähe zulassen und in der Beziehung Ausgleich zwischen den verschiedenen Bedürfnissen schaffen zu können (Gegenseitigkeit). Die folgenden Fragen sind eine Anregung sich genauer mit der eigenen Beziehungsgestaltung zu befassen.

Übung zur Reflektion: Machen Sie einen Haken an alle Fragen, die Sie mit »Ja« beantworten würden.

Verbundenheit

- Habe ich stabile und befriedigende Beziehung zu Freunden und Bekannten?
- Habe ich stabile und befriedigende Beziehungen im beruflichen Umfeld?
- Kann ich meine Wünsche in Beziehungen ausdrücken?
- Sind meine Beziehungen oberflächlich?

- Spreche ich über meine Emotionen?
- Kann ich Scham und Kränkungen offenbaren?
- Kann ich mich in Beziehungen entschuldigen?

Intimität

- Habe ich den Wunsch nach liebevollen, engen und auf Gegenseitigkeit beruhenden Beziehungen?
- Fällt es mir schwer den Wunsch nach Beziehungen auszudrücken?
- Suche ich Nähe nur, um eigene Wünsche zu befriedigen?
- Suche ich in Beziehungen vor allem Selbstbestätigung?
- Muss ich perfekt sein (oder das Gegenüber), um emotionale Nähe zu erhalten?

Gegenseitigkeit – Kontaktfähigkeit

- Respektiere ich die anderen Meinungen oder Sichtweisen meiner Freunde und Freundinnen?
- Ertrage ich andere Sichtweisen innerhalb meiner Partnerschaft?
- Kooperiere ich mit meinen Kollegen und Kolleginnen?
- Reagiere ich flexibel auf verschiedene Ideen, Gefühle und Verhaltensweisen meines Gegenübers?
- Tendiere ich dazu Beziehungen vor allem unter dem Gesichtspunkt zu sehen, welchen (positiven oder negativen) Einfluss sie auf meine eigene Person haben?
- Bin ich häufig durch die Meinung anderer gekränkt?

7   Identität

Sucht man Literatur zur Identität, bekommt man den Eindruck die Thematik gehöre in philosophische oder soziologische Abhandlungen. Im Diskurs, vor allem in unserem Kulturkreis, wird immer wieder die Frage gestellt: »Was ist unsere eigene Identität?«. Es klingt beinahe so, als gebe es die eine wahre Identität, die es zu entdecken gebe und in Stein gemeißelt sei. Wie das Urkilogramm auch, müsste es einen internationalen oder nationalen Identitätsprototypen geben, an dem sich alle messen müssten. Im Pergamonmuseum in Berlin steht jedoch keine Statue einer »deutschen Identität«. Stattdessen gibt es Büsten unterschiedlichster Persönlichkeiten der Zeit und Artefakte aus anderen Nationen, die die Bandbreite der menschlichen Identitäten widerspiegeln. Bereits dies mag uns allen vergegenwärtigen, dass es nicht die eine Identität gibt und wir als Menschen aus verschiedenen Einflüssen und »biografischen Epochen« zusammengesetzt sind.

Wir hoffen, dass unsere psychotherapeutische Erklärung zur Identität es Ihnen erlaubt, die Frage »Wer bin ich?« besser zu verstehen.

Identität im Idealfall

Idealerweise nehmen wir uns als einen Menschen mit eigenen Empfindungen und Vorstellungen wahr. Wir können Übereinstimmungen mit und Unterschiede zu anderen Menschen erkennen. Wir bemerken die unterschiedlichen Nuancen, die unser Leben geprägt haben und sich in täglich zum Vorschein tretenden Eigenheiten widerspiegeln. Wir erfassen, wie wir uns in der Gegenwart fühlen und wahrnehmen, was uns aus der Vergangenheit prägte und wie zukünftige Ereignisse auf uns einwirken könnten. Wir können beispielsweise unsere biografischen Prägungen reflektieren und erkennen, wie die Beziehung zu unseren Eltern uns bis heute beeinflusst. Wir verstehen, wie sehr unsere Vergangenheit unsere aktuellen Wünsche und Ziele geprägt hat. Wir wissen um die Stabilität unserer Stärken und Schwächen und halten diese Überzeugungen in uns fest. Ebenso sollte es uns auch mit anderen Menschen gehen. Bei stabilem Identitätsgefüge können wir uns darauf verlassen, im Kern immer wir selbst zu bleiben, auch wenn Widrigkeiten in unser Leben treten. Dieses Charakteristikum findet sich auch im Wortstamm der Identität wieder. Dieser kommt von dem lateinischen Wort »idem« und steht für »derselbe, dasselbe«. Unsere Identität ist unser persönlicher roter Faden, der sich durch unser Leben zieht und eine konstante, verlässliche Orientierungslinie darstellt.

Zur gesunden Identität zählt das eben beschriebene stabile Identitätsgefühl, ein angemessenes Selbstbild und ein stabiler Selbstwert. Nur wer dieses stabile Identitätsgefühl hat, erlebt sich selbst als einen eigenständigen und autonomen Menschen. Ein angemessenes Selbstbild bedeutet, eine klare Vorstellung von seinen Eigenschaften, Stärken, Schwächen und Wünschen zu haben. Ein stabiles Selbstwertempfinden bedeutet, sich als wertvollen Menschen zu erleben, der befähigt ist Kränkungen verarbeiten zu können.

Es erscheint etwas widersprüchlich, doch für eine gesunde Identität ist auch Veränderbarkeit wichtig. Während des ganzen Lebens müssen wir uns an sich verändernde Umstände anpassen. Idealerweise »reißt« dabei der rote Faden unserer Biografie nicht.

Vielleicht können wir uns die Identität als das folgende Bild vorstellen: ein Ball, der sich an einem Faden durch die Vergangenheit, Gegenwart und Zukunft unseres Lebens bewegt. Der Ball kann Schrammen und Flecke bekommen, er kann auch seine Farbe verändern und der Faden, an dem er hängt, färbt entsprechend ab. Es entsteht so ein einmaliger Lebensfaden und ein unverwechselbarer Ball, der vielleicht ganz anders aussieht als früher und doch bleibt es im Kern derselbe Ball mit demselben Faden. Obwohl es bei Menschen mit einer Persönlichkeitsstörung genauso ist, erleben sie ihre Identität oft instabil. Mal fällt es ihnen schwer den Ball zu erkennen, mal wollen sie einzelne Farben und Schrammen nicht haben. Im weiteren Verlauf wollen wir dies beleuchten.

Identität in der Entstehung

Die Identität entwickelt sich mit Beginn unseres Lebens aus schier endlosen Identifizierungsprozessen. Dies geschieht in der Interaktion mit anderen. Schon Säuglinge sehnen sich nach Interaktion. In Studien zeigte sich, dass Säuglinge die Gesichtsausdrücke ihrer Bezugspersonen nachahmen. Ziehen Sie etwa Ihre Augenbraun nach oben oder strecken dem Kind Ihre Zunge heraus, spiegeln die Säuglinge Sie. Dieser Prozess ist essenziell. Als Säugling und als Kind sind wir auf die Hilfe und Unterstützung unseres Gegenübers angewiesen. Beim Wickeln oder bei der Nahrungsaufnahme benötigen wir beispielsweise unsere ersten Bezugspersonen. Ebenso ergeht es uns auch, wenn es um unsere Gefühls- und Gemütszustände geht. Kinder brauchen Nachahmung, um sich ihre Gefühlszustände durch Zuschreibung zu eigenen zu machen. Eltern selbst nutzen Nachahmungen, um ihren Kindern dabei zu helfen ihre Gefühlszustände zu verdeutlichen. Das wird als markierte Spiegelung bezeichnet. Damit ist gemeint, dass Eltern etwa Mimik und Laute des Babys nachmachen, oft in einer etwas übertriebenen Weise wie etwa der Ammensprache. Ein Beispiel dafür wäre die folgende Situation: Ein Kleinkind fällt bei den ersten Gehversuchen hin, da plötzlich Besuch um die Ecke kommt. Die Mutter sagt dann vielleicht in einer gekünstelt wirkenden Sprache mit leicht höherer Stimmlage: »Gell, gell, der kleine Freddy hat sich erschrocken und weint jetzt. Brauchst doch keine Angst haben. Das ist dein Onkel!«. Die Eltern »markieren« damit die Unterschiede zwischen sich und dem Kind und helfen die Wahrnehmung für die eignen Gemütszustände und Charaktereigenschaften zu fördern. Dies ermöglicht es dem Kind, Eigenes und Fremdes unterscheiden zu können und sich mit dem Eigenen zu identifizieren. Das legt den Grundstein für unsere Identität. Durch eine Stabilität in der

Spiegelung entsteht das eigene Selbst. Bereits bei diesem Grundstein kann es zu Schwierigkeiten kommen. Wenn die Bindung zu den Eltern nicht sicher ist oder Eltern nicht in der Lage sind, die noch undeutlichen Gefühlsregungen zu interpretieren und zu spiegeln, fällt es dem Kleinkind besonders schwer die Grenzen zwischen dem »Ich« und dem »Du« zu ziehen. Depressive Mütter können die Gefühlszustände der Säuglinge nicht ausreichend spiegeln. Gewalt, Angst oder Vernachlässigung kann beim Kind zum Ausgangspunkt für Misstrauen gegenüber den Eltern werden, sodass die Versuche der wohlwollenden Spiegelung nicht als solche angenommen werden können. Was als Misstrauen gegenüber den Eltern beginnt, wird dann zu einem Misstrauen gegenüber der Welt. Einige Therapieschulen gehen davon aus, dass dies den Grundstein für die Entwicklung von Persönlichkeitsstörungen legen könnte.

Funktioniert dieser Prozess, beginnt das Kind neben »meine Stimme!«, »mein Name!«, »meine Hand!«, »meine Bewegung!« auch die eigenen Gefühlszustände und Charaktereigenschaften zu erkennen. In der weiteren Entwicklung kommen dann immer weitere Aspekte hinzu, z. B. die Geschlechtsidentität, die Identifizierung mit Interessen und Vorlieben (»Ich bin Pizzaliebhaber«), mit Eigenschaften (»Ich bin schlau«), mit Ländern (»Ich bin Bayer«) oder mit Gruppen (»Ich bin Eintracht-Frankfurt-Fan«). Die Identitätsentwicklung erfolgt bei Kindern weitgehend unbewusst. Wir entscheiden uns nicht bewusst für eine Identität, sondern wir orientieren uns daran, was wir in unserem Leben erfahren und angeboten bekommen haben. Dies ist vor allem durch die Eltern und die nächsten Bezugspersonen geprägt. Kinder schauen sich Eigenschaften und Verhalten von den Eltern ab. Das erkennen Eltern häufig im Spiel, wenn Kinder laut »Heute bin ich der Papa« oder »Heute gehe ich ins Büro wie die Mama« proklamieren und sich dementsprechend verhalten. Dies gilt allerdings nicht nur für »gute« Eigenschaften, sondern kann auch problematische Eigenschaften betreffen: Kinder von sehr strengen Eltern werden mit hoher Wahrscheinlichkeit einen Teil dieser Strenge übernehmen. Kinder, mit denen oft entwertend und verletzend umgegangen wurde, verletzen ggf. immer wieder andere Menschen, oft ohne sich dessen bewusst zu sein.

Bei der Identifizierung geht es auch immer um Abgrenzung. Abgrenzung ist erforderlich, um die eigene Identität erkennen zu können. Bei

7 Identität

Kleinkindern entwickelt sich daraus ein ganz typisches Verhalten: Sie zeigen, dass es ihnen wichtig ist, dass sie etwas »selber machen« und eigene Dinge für sich haben wollen (»mein Kuscheltier!«). Hier ist es wichtig für eine gesunde Entwicklung, dass Kinder genug Möglichkeit haben sich mit all ihren Eigenarten auszuprobieren und zu entdecken. Für Eltern kann dies oft anstrengend sein, wenn Kinder »ihren eigenen Kopf« haben, aber es ist auch sehr faszinierend zu erleben, wie Kinder sich selbst und ihre Ideen entwickeln. In der Pubertät findet oft eine bewusstere Auseinandersetzung mit der eigenen Identität statt und häufig in Abgrenzung zu den Eltern. Es ist weitgehend normal, dass es hier zu Identitätskonflikten kommt.

Identitätsbildung innerhalb von Gruppen und Identifizierung mit einer Gruppe

Nachdem die Identitätsbildung zunächst vor allem in der engen Familie durch die nächsten Bezugspersonen erfolgt, setzt sie sich bald in größeren sozialen Gruppen fort, zum Beispiel in der Kindergartengruppe oder in der ersten Schulklasse. Nahezu allen Menschen ist Zugehörigkeit wichtig und sie wollen gemocht werden. Daher findet immer eine Anpassung an solche Gruppen statt. Natürlich bilden sich hier oft Untergruppen bzw. Cliquen. Kinder und Jugendliche identifizieren sich mit den Werten und Normen in ihren Gruppen und grenzen sich von jenen der anderen Gruppen ab. Dies geschieht oft unbemerkt und ohne Probleme. Es stellt meist auch eine gute und sinnvolle Anpassung dar, etwa wenn Werte wie Ehrlichkeit, Freundlichkeit und Gemeinschaft vermittelt werden und wenn gemeinsames Spielen, gemeinsamer Sport und gemeinsame Vorlieben zu geteiltem Spaß und geteilter Freude beitragen. Es hilft auch, wenn Fehlverhalten aufgezeigt werden kann, ohne dass die Gruppenzugehörigkeit infrage gestellt wird. Entsteht ein »Wir-Gefühl«, in dem auch Schwierigkeiten, Neid,

Identitätsbildung innerhalb von Gruppen und Identifizierung mit einer Gruppe

Trotz oder Unehrlichkeit wohlwollend aufgedeckt werden können, ist ein wundervoller Baustein für das Leben gelegt.

Probleme treten auf, wenn sich ein Mensch mit Aspekten der Gruppe nicht identifizieren kann, identifizieren will oder ihm die Identifikation versagt wird. Gruppenzwang, kollektive Kränkungen oder Ausgrenzung können entstehen. Oft hat es für Betroffene verheerende Folgen, die sie über Jahre beschäftigen. Viele Patientinnen und Patienten mit Persönlichkeitsstörung berichten von solchen Ausgrenzungs- oder Mobbingerfahrungen in Kindheit und Jugend. Je nach Schweregrad ist die Selbstreflexion eingeschränkt. Viele können oft schamhafte Gründe für den Ausschluss oder das Mobbing erkennen. Andere wiederum, die immer wieder solche Erfahrungen machen mussten, scheinen außer Stande zu sein, ihr Verhalten innerhalb von Gruppen zu reflektieren und eigene Fauxpas oder Fehltritte anzuerkennen. Oft helfen Gruppentherapien oder eine gemischte Behandlung aus Gruppen- und Einzeltherapie, um die Selbstreflexion zu verbessern. Wir empfehlen in solchen Fällen, zu Beginn der Gruppentherapie in Rücksprache mit dem Therapeuten oder der Therapeutin, die bisherigen Gruppenerfahrungen offen zu legen.

Andererseits kann Gruppenidentifikation auch ein Problem darstellen. Problematische Gruppenidentifikationen treten auf, wenn es sich um Gruppen handelt, deren Identität vor allem an Ausgrenzung, Gewalt oder deviantem Verhalten orientiert ist. Es ist anzunehmen, dass hier zwei Eigenschaften miteinander verschmelzen: der Wunsch nach Nähe zu anderen Menschen und ein epistemisches Misstrauen oder Urmisstrauen, also die Überzeugung, dass andere uns nicht verstehen, uns nicht wohlgesonnen sind und uns Übel wünschen. So glauben radikale Gruppen häufig, dass ihre Gegner ihr Geld und ihren Wohlstand rauben wollen oder ihre Kinder und Frauen missbrauchen könnten. Diese Menschen suchen dann die Nähe und Geborgenheit von Gruppen, die jedoch ihr Weltbild von Gefahr, Terror und Übel aufrechterhalten. Dabei fehlt die Fähigkeit sich die Gedanken, Emotionen und Wünsche der Gegenpartei bewusst zu machen.

7 Identität

Beeinträchtigungen der Identität

Störungen der Identität können ausgesprochen vielgestaltig sein und kommen bei verschiedenen psychischen Störungen vor, also nicht nur bei der Persönlichkeitsstörung. Wir unterscheiden drei Bereiche der Identität, welche aber sicherlich nicht ganz voneinander zu trennen sind: Identitätsgefühl, Selbstbild und Selbstwert (Übersicht in ▶ Tab. 7.1). Zur Veranschaulichung beginnen wir mit einem Beispiel einer extremen Störung in allen drei Bereichen. Dies kann etwa bei einer wahnhaften Störung wie einer Schizophrenie vorkommen. Stellen Sie sich einen Menschen vor, der vollkommen davon überzeugt ist, der König von Deutschland zu sein. Er erlebt sich so, als ob alle seine Gedanken und Handlungen direkt von Gott eingegeben und gesteuert werden. Sein Identitätsgefühl ist demnach massiv gestört, er empfindet gar keine eigene Autonomie, denn alles scheint direkt von Gott zu kommen. Sein Selbstbild (König von Deutschland) ist extrem unrealistisch: In seinem wahnhaften Erleben hat er vielleicht gerade seine neue Residenz in einem Schloss bezogen, doch tatsächlich ist er in eine psychiatrische Klinik gekommen. Sein Selbstwertempfinden ist größenwahnsinnig aufgebläht. Er glaubt, die wichtigste Person in einem Land zu sein. Dass wir keine Monarchie mehr sind, sei dem Wahn geschuldet.

Im Gegensatz zu dieser extremen Störung der Identität folgt nun ein Beispiel für eine geringfügige Beeinträchtigung der Identität, wie sie etwa bei einer leichten Persönlichkeitsstörung vorkommen kann: Ein Mensch hat ein normales Identitätsgefühl. Im Selbstbild kommt er sich »nicht ganz so schlau« wie andere Menschen vor, obwohl er ein gutes Abitur gemacht hat. Er sieht bei sich keine besonderen Stärken, außer »vielleicht ganz nett« zu sein. Von seinem Selbstwert sagt er zunächst, dass dieser »ganz normal« sei. Allerdings wird deutlich, dass er bei fast jeder Konfliktsituation (etwa mit Freunden oder Kollegen) zurücktritt und sich nicht durchsetzt, weil er meint, dass seine Ansichten nicht so wichtig seien. Er traue sich oft gar nicht, seine Meinung zu verteidigen. Bei diesem Beispiel wird ein verzerrtes Selbstbild deutlich (wiederholte Selbstunterschätzung) und eine Selbstwertstörung in dem Sinne, dass dieser Mensch gar nicht erst versucht seinen Selbstwert zu behaupten, sondern immer gleich zurücktritt.

Beeinträchtigungen der Identität

Zur Persönlichkeitsstörung mit Borderline-Muster gehört typischerweise auch eine Störung der Identität, welche auch als Identitätsdiffusion bezeichnet wird. Ingrid Seiffge-Krenke, eine Kinder- und Jugendpsychotherapeutin, definiert die Folgen der Identitätsdiffusion als »unreflektierte, chaotische Beschreibungen des Patienten von sich und anderen [...] sowie die Unfähigkeit, diese Widersprüche zu integrieren oder überhaupt wahrzunehmen«. Betroffene haben dann Schwierigkeiten sich selbst klar zu beschreiben, da das Selbstbild nicht stabil ist. Vielmehr scheinen Selbstbild und Identitätsgefühl abhängig von dem aktuellen Gefühlszustand und von äußeren Einflüssen zu sein. Betroffene wissen, dass sie in verschiedenen Situationen immer die gleiche Person sind, aber auch, dass sie sich sehr unterschiedlich und oft widersprüchlich verhalten. Auch für Außenstehende ist es dann oft schwer ein klares Bild von diesen Personen zu bekommen. Deshalb kann die Integration verschiedener Anteile der Identität ein zentraler Bestandteil einer Psychotherapie sein. Die Voraussetzung ist dann, dass die Patienten und Patientinnen bereit sind sich neben ihren positiven auch den negativen Anteilen zu zuwenden.

Tab. 7.1: Beeinträchtigungen der Identität

	Gesund	Beeinträchtigungen
Identitätsgefühl	stabiles Selbstempfinden mit klarem Bezug zum eigenen Sein, zum eigenen Fühlen und zum eigenen Handeln	Entfremdung oder Fragmentierung vom eigenen Sein, vom eigenen Fühlen und vom eigenen Handeln
Selbstbild	realistisches Selbstbild in Bezug auf Eigenschaften, Stärken, Schwächen und Wünsche	unrealistisches und verzerrtes oder schwankendes Selbstbild (Selbstbeschreibung und Selbsteinschätzung sehr unterschiedlich zur Fremdeinschätzung); hierbei kann das Selbstbild positiv oder negativ verzerrt sein.

Tab. 7.1: Beeinträchtigungen der Identität – Fortsetzung

	Gesund	Beeinträchtigungen
Selbstwert	Überzeugung ein wertvoller Mensch zu sein mit der Fähigkeit Kränkungen zu verarbeiten	Selbstwertzweifel und erhöhte Kränkbarkeit oder Selbstüberhöhung (Überzeugung wertvoller als andere Menschen zu sein)

Es gibt eine Reihe weiterer Störungen und Symptome, welche die Identität betreffen. Eine Übersicht dazu haben wir im nachfolgenden Kasten zusammengestellt.

Verschiedene Störungen der Identität

Depersonalisation und Derealisation: Menschen mit diesen Symptomen wissen zwar, wer sie sind und was sie tun, beschreiben aber, dass es sich nicht echt anfühlt. Der emotionale Bezug zu sich selbst und zur Umwelt ist gestört und alles erscheint »wie im Film« und das Verhalten »wie von selbst« oder »fast wie im Traum«.

Dissoziative Identitätsstörung: Bei dieser seltenen Störung haben Menschen voneinander abgegrenzte Identitäten entwickelt. Die Person wechselt von einer Identität zur anderen, ohne dies bewusst zu bemerken oder sich an den anderen Identitätsanteil zu erinnern, oder die Erinnerung daran ist sehr eingeschränkt. Eine solch ausgeprägte Abspaltung von Identitäts- oder Persönlichkeitsanteilen gibt es bei der Persönlichkeitsstörung nicht.

Persönlichkeitsanteile: Nicht selten wird in Psychotherapien oder Büchern von Persönlichkeitsanteilen gesprochen, um psychische Probleme anschaulicher zu machen. So kann ein »verletzter Kind-Anteil« etwa eine Erklärung sein, warum eine erwachsene Person immer wieder schwer erklärbare Traueranfälle erleidet. In der Schematherapie wird in ähnlicher Weise von verschiedenen Modi gesprochen, z. B. vom »Modus des wütenden Kindes«, welcher bei Zurückweisung und Kontrollverlust aktiviert werden kann.

> *Identitätskonflikt:* Verschiedene Identifizierungsangebote können miteinander in Konflikt treten. Dies ist in der Pubertät recht normal und es kommt häufig vor, dass Pubertierende gegen das Identifizierungsangebot der Eltern »rebellieren«. Ein Identitätskonflikt liegt vor, wenn ein Mensch im Inneren unentschlossen ist, wie er sein möchte und sich diese Unentschlossenheit auf wesentliche Teile seiner Persönlichkeit beziehen.

Identität und Selbstwert

Im engeren Sinne gehört der Selbstwert vielleicht nicht zur Identität. Vielmehr beschreibt der Selbstwert eine Bewertung der eigenen Identität bzw. des Selbstbildes, gemessen an einem eigenen Standard. Da diese Selbstbewertung bei vielen Menschen eine große Rolle für die psychische Gesundheit spielt und so eng mit dem verbunden ist, womit wir uns identifizieren, besprechen wir das Thema Selbstwert hier im Kapitel zur Identität.

Immer wieder sprechen Patienten und Patientinnen von ihrem niedrigen Selbstwertgefühl oder sagen, dass sie nicht selbstbewusst seien. Wir hören häufig: »Ich brauche ein besseres Selbstwertgefühl!« oder »Wenn ich mehr Selbstbewusstsein hätte, dann gäbe es die Probleme nicht!«. Es ist wichtig sich zu vergegenwärtigen, dass der Selbstwert nichts Unveränderliches ist, mit dem man geboren wird, sondern dynamisch ist. Unser Selbstwert wird durch positive Erfahrungen, durch Lob und Anerkennung gestärkt. Dies kann durch Unterhaltungen mit anderen Menschen geschehen, in denen wir Intimität zulassen, uns mit ihnen verbunden fühlen und Bestätigung erfahren. Wer innerhalb der Therapie oder seinem Leben neue und zuvor vermiedenen Wege geht oder ein selbstgesetztes Ziel erreicht, kann seinen Selbstwert zunehmend stabilisieren. Jeder, der diese Erfahrung macht und feststellt, mit beiden Beinen autonom im Leben zu stehen, wird auch später auf diese Erfahrungen zurückgreifen können.

Es gibt Momente im Leben, in denen Selbstwertzweifel aufkommen. Denken Sie an Ihre Schulzeit, Ihre Ausbildung oder Ihr Studium zurück. Es gab immer wieder Momente, die das Gefühl erzeugten, nicht auszureichen und nicht gut genug gewesen zu sein. Glücklich sind die, die bei

Rückschlägen Trauer erleben können, das Gefühl der eigenen Unzulänglichkeit aushalten und es sich nicht zu nah gehen lassen, um dann neue Wege zu finden, mit den Schwierigkeiten umzugehen. Diese Fähigkeit Kränkungen zu verarbeiten und Rückschläge zu überwinden, kann bei der Persönlichkeitsstörung eingeschränkt sein. Es ist ein Zeichen für schon lange anhaltende Selbstwertprobleme.

Selbstwert und Nähe

Die Idee des Selbstwertes ist tief verankert in unserer Gesellschaft. So ist etwa die Menschenwürde, mit ihrem unbedingten Wert eines jeden Menschen, an erster Stelle unseres Grundgesetzes verankert. Trotzdem scheint ein ständiges Vergleichen mit anderen allgegenwärtig und menschlich. Einerseits mag der ständige Vergleich uns unglücklich machen, andererseits ist das Vergleichen sehr wichtig für eine gute Anpassung. So lässt sich viel Positives im Beobachten von und Vergleichen mit anderen feststellen. Zum Beispiel könnte der Gedanke »der lächelt viel mehr als ich und bedankt sich viel öfter« dazu führen, dass man sich mit der eigenen Mürrischkeit auseinandersetzt und um mehr Freundlichkeit bemüht ist. Wir erleben unter Umständen, dass unsere Mitmenschen Kleinigkeiten oder eigene Leistungen mehr wertschätzen. Im Vergleich dazu erkennen wir, dass der Wunsch nach der Nähe unserer Partner und Partnerinnen unerlässlich für eine Beziehung ist und hierfür auch Kompromisse eingegangen werden müssen. Wir müssen alle unsere eigenen Ansprüche und Bedürfnisse zurückstellen. Es gehört zur Nähe in jeder engen (Liebes-) Beziehung, einem anderen Menschen Wertschätzung entgegenzubringen. Im Idealfall beruht dies auf Gegenseitigkeit und wirkt selbstwertsteigernd für beide. Die Fähigkeit sich anzupassen und Kompromisse einzugehen, also auch Dinge aufzugeben, welche einem selbst viel wert sind, gehört zu einer gesunden Beziehung. Problematisch wird es, wenn ein ausgeprägtes Ungleichgewicht entsteht, einer in der Beziehung etwa immer von seinen Bedürfnissen zurücktritt, während der andere sie immer durchsetzen kann. In Beziehungen gibt es somit immer ein Spannungsverhältnis zwischen dem eigenen Selbstwert und dem Wert des Partners oder der Partnerin. Dies bezieht sich meist erst auf einzelne Aspekte, etwa auf die Frage, wie viel Wertschätzung man einem bestimmten Bedürfnis der Partnerin oder des Partners entgegenbringt. In Beziehungskrisen wird aber deutlich, dass es auch um mehr geht, beispielsweise um die Fragen »Was bist Du mir wert?« oder »Wie viel ist mir die Beziehung zu Dir wert?«. Unser Selbstwert ist beziehungssensibel. Jene Wertschätzung, die uns von nahestehenden Menschen entgegengebracht wird, ist wie ein Balsam für den eigenen Selbstwert. Kritik und Entwertung von denselben Menschen hingegen sind verletzend und können uns bis ins Mark erschüttern. Unsere Anfälligkeit für die Kritik von außen hängt von der eigenen Lebensgeschichte ab. Bei der Persönlichkeitsstörung ist die Selbstwertregulation häufig gestört und schon Kleinigkeiten, die jedoch biografisch relevant waren, können zu Krisen führen. Die narzisstische Persönlichkeitsstörung oder die ängstlich-vermeidende Persönlichkeitsstörung, welche in den älteren Klassifikationssystemen noch diagnostiziert wurden, sind Störungen, bei denen der Selbstwertkonflikt im Zentrum der Erkrankung liegt.

Exkurs: Narzissmus und narzisstische Persönlichkeitsstörung

In der griechischen Sage verliebt sich Narziss in sein eigenes Spiegelbild und wurde so zur Urgestalt des selbstverliebten Menschen. Wer nun in sich selbst verliebt ist, der hat kein Selbstwertproblem, denn er findet sich selbst immer großartig. Solch ein Mensch ist nicht beziehungsfähig, denn er wird immer sich selbst bevorzugen und keine wirklichen Kompromisse eingehen. Er ist nicht anpassungsfähig. Nun mag es Menschen geben, die glücklich damit sind selbstverliebt und allein durchs Leben zu gehen, allerdings können dies wohl nur die wenigsten. Die meisten Menschen haben eben doch eine Sehnsucht nach Beziehungen und nach Liebe und dann kann der Narzissmus zum Fluch werden.

Ein Entstehungsmodell von narzisstischen Persönlichkeitskonflikten geht davon aus, dass sich das Selbstwertgefühl in der frühen Kindheit nicht ausreichend entwickeln konnte. Häufig wird angeführt, dass das Kind nicht ausreichend beachtet und nur für besondere Leistungen belohnt wurde. Beachtung erhielt das Kind, wenn es sich an die bewussten oder unbewussten Werte und Wünsche der Eltern anpasste. Diese Menschen negierten so ihre menschlichen Eigenheiten, waren kaum in der Lage eigene persönliche Werte zu formulieren und orientierten sich an den Werten ihres Gegenübers. Dies war damals essenziell, um Bindung und Nähe zu gewährleisten. Die Kehrseite dieser Entwicklung ist ein brüchiger und verletzlicher Selbstwert. Das Kind entwickelt den Narzissmus zur Kompensation, als würde es sich selbst sagen: »Ich brauche doch niemanden, der mir sagt, wie toll ich bin, das kann ich alleine!« Damit schützt es sich vor Schmerz und Beschämung durch Entwertungen oder ausbleibende Bestätigung von außen. Gleichzeitig orientiert sich das Kind in seinen Handlungen weiterhin an unerreichbaren Werten, die es erhöhen und ihm vermeintliche Bewunderung zu teil werden lassen. Umso schwerer die narzisstische Störung, desto überzeugter sind die Betroffenen von ihrer eigenen Besonderheit und Größe. Sie merken dabei gar nicht, dass sie sich selbst immer wieder über andere stellen und sich anderen gegenüber entwertend verhalten. Hinzu tritt häufig ein Unwillen zu Empathie und Einfühlungsvermögen. Diese narzisstischen Kompensationsmechanismen können durch berufliche oder private Rückschläge an ihre Grenzen stoßen, etwa durch Kündigungen, Trennungen, aber auch durch körperliche Krankheiten. Kränkungen erschüttert das von Kompensationsmechanismen geprägte Selbstbild und führen zu Selbstwertkrisen, die sich z. B. in depressiven Episoden äußern können.

Das, was in den älteren Klassifikationssystemen als narzisstische Persönlichkeitsstörung galt, lässt sich nach dem neueren Konzept der Persönlichkeitsstörung als Probleme in den Bereichen der Identität, Selbststeuerung, Empathie und Nähe wie folgt beschreiben:

- Identität: übermäßiges Vergleichen mit anderen zur Selbstdefinition und zur Selbstwertregulation mit einer Tendenz zur Selbstüberschätzung im Selbstbild.
- Selbststeuerung: übertrieben hohe Ziele und Maßstäbe, wobei diese inneren überhöhten Ansprüche den Betroffenen oft nicht bewusst sind.
- Empathie: Wille zur Empathie und Perspektivübernahme ist oft eingeschränkt.

- Nähe: Zwischenmenschliche Beziehungen sind dadurch belastet, dass andere vorwiegend zur Bestätigung und Selbstwertregulation benötigt werden und (Liebes-)Beziehungen somit kaum auf Augenhöhe geführt werden können.

Selbstwert und Gefühle

Betrachten wir das uns bekannte Dreieck der Emotionen (▶ Abb. 2.1), gibt es zwei Möglichkeiten, wie ein niedriger Selbstwert entstehen kann: zum einen durch Angst und zum anderen durch Abwehrmechanismen. Adaptive Emotionen (z. B. Wut, Trauer, Liebe oder Freude) führen nicht zu Einschränkungen des Selbstwerts.

Bei vielen Patienten und Patientinnen werden Angst und Anspannung so groß, dass es zu Konzentrationsstörungen, Denk- und Wahrnehmungsstörungen oder Aufmerksamkeitsstörungen kommt, die für das reale Erleben von Ohnmacht sorgen. Sie verlieren durch ihre Angstsymptome ihre Handlungsfähigkeit und können berufliche oder private Situationen nicht mehr meistern. Sie erleben sich als inadäquat. Ein anderes Mal reicht allein das Wahrnehmen des Herzschlags und einer Enge auf der Brust, um sich als zu ängstlich und inkompetent zu erleben. In den meisten Fällen sieht man, dass Patienten und Patientinnen Angst beim Erleben ihrer Emotionen empfinden. Patienten und Patientinnen, die dies in der Therapie wahrnehmen und zunehmend ihre eigene Angst regulieren können, nehmen einen gestärkten Selbstwert wahr. Andere Patienten und Patientinnen nehmen ihre Ängste kaum wahr, da sie diese durch rigide Abwehrmechanismen zu regulieren versuchen. Auch diese Abwehrmechanismen können den Selbstwert direkt einschränken. Ein anderes Mal können die Folgen der Abwehrmechanismen, wie etwa zwischenmenschliche Konflikte oder sozialer Rückzug, zu Selbstwertkrisen führen. Beides kommt bei Menschen mit einer Persönlichkeitsstörung oft vor.

Im klinischen Alltag sehen wir häufig Patientinnen und Patienten (nicht nur mit Persönlichkeitsstörungen), die sich selbst entwerten. Selbstentwertung bedeutet, sich schlecht zu reden oder zu kritisieren, etwa in Form von Gedanken wie: »Ich bin einfach zu dumm« oder »Ich bin ein

Versager«. Wir hören dies von Menschen, die nach allgemeinem Verständnis weder dumm noch besonders erfolglos sind. Oft sprechen intelligente und erfolgreiche Menschen entwertend von sich selbst. Solche Selbstentwertungen sind Gift für den eigenen Selbstwert und nutzen nur kurzfristig der Angstregulation. Warum also quälen sich Menschen selbst mit solchen Entwertungen?

Oft lässt sich die Selbstentwertung als ein Schutzmechanismus verstehen, welcher vor der Wut auf geliebte Menschen schützt, oder sie dient als ein vorwegnehmender Schutz vor Entwertung und Kritik durch andere Menschen. Denn noch schmerzhafter als die Selbstkritik erscheint es vielen, wütend auf andere zu sein oder von ihnen kritisiert oder »bloßgestellt« zu werden. Häufig passiert das, weil diese Patientinnen und Patienten im Kontakt zu ihren frühesten Bezugspersonen die Erfahrung gemacht haben, dass sie oft entwertet wurden, sobald sie sich emotional mitteilten oder sich verletzlich zeigten.

An einem Beispiel kann man diesen Mechanismus gut verdeutlichen.

Fallbeispiel: Selbstentwertung als Schutzmechanismus

Eine 35-jährige Patientin beschreibt in der Therapie das Erleben von Entwertung durch ihre Familie und die jüngere Schwester, die ihr immer wieder sagten, dass sie nicht bereit für die Gründung einer Familie sei und große Schwierigkeiten mit ihrer eigenen Selbstständigkeit, im Berufsleben und ihrer Partnerschaft habe. Zuletzt sagte ihre Schwester ihr dies, als sie von ihrem Kinderwunsch sprach.

Therapeut: Welches Gefühl hatten Sie gegenüber Ihrer Schwester?
Patientin: Ich war traurig, aber ich habe meine Tränen zurückgehalten.
Therapeut: Sicherlich macht Sie das auch traurig, aber welches Gefühl hatten Sie gegenüber Ihrer Schwester?
Patientin: Sie wollen sicher hören, dass ich wütend war. Das war ich aber nicht. *(Abwehrmechanismus: Verleugnung)*
Therapeut: Wie kommt es, dass Sie nicht wütend waren?
Patientin: Meine Schwester hat recht! Ich bin total unfähig eine Familie zu gründen. Ich mache in meinen Beziehungen

Beeinträchtigungen der Identität

	alles falsch *(Abwehrmechanismus: Selbstentwertung)*. Wie könnte ich eine Mutter sein? Ich bin...
Therapeut:	(hebt die Hand) Lassen Sie uns kurz pausieren und schauen, was hier gerade passiert ist.

Der Therapeut fasst das Thema des Gesprächs zusammen und zeigt, dass die Patientin sich gerade selbst angegriffen und entwertet hat. Dies ist ihr nicht bewusst gewesen, da sie die Entwertungen innerhalb ihrer Familie kannte. Der Therapeut bietet eine imaginative Übung an.

Therapeut:	Wie würde es in Ihrer Lieblingssendung »Modern Family« Haley gehen, wenn ihre jüngere Schwester ihr sagen würde, dass sie keine gute Mutter sein werde?
Patientin:	Ich glaube, sie würde traurig sein, weil sie eine enge Bindung haben sollten und die Familie zusammenhalten sollte. Sie könnte aber auch... ich glaube, sie könnte auch wütend sein. Das ist ja total anmaßend so etwas zu einem anderen Menschen zu sagen. Vor allem der älteren Schwester!
Therapeut:	Wenn Sie das von außen sehen, beschreiben Sie ganz komplexe Gefühle von Wut, Trauer, aber auch den Wunsch nach Zuneigung. Könnte es sein, dass Sie sich in dem Beispiel genauso gefühlt haben?
Patientin:	Ja, ich glaube schon. Ich möchte meine Schwester nicht verletzen.
Therapeut:	Dann haben Sie Ihren Ärger gegen sich gewendet und sich entwertet.
Patientin:	Ja, das stimmt.
Therapeut:	Und was sind die Folgen dieser ständigen Entwertungen?
Patientin:	Ich fühle mich schlecht und mache mich fertig. Ich habe seit drei Wochen nicht mehr mit meiner Schwester geschrieben. Ich glaube, sie weiß gar nicht wie es mir geht, weil ich meinen Ärger nicht ausspreche.

In diesem Beispiel fällt es der Patientin leichter, ihren Ärger auf sich selbst, anstatt auf ihre Schwester zu richten, um so die Zuneigung und die Bindung nicht zu gefährden. Sich immer wieder selbst infrage zu stellen und sich immer wieder selbst zu entwerten, anstatt den Ärger gegenüber ihrer Schwester zu bemerken und angemessen auszudrücken, war bei dieser Patientin ein Muster, welches schon sehr lange bestand und sich auch in anderen Beziehungen zeigte. Die Psychotherapie half dabei, dieses Muster zu erkennen und zu verstehen, wie es früher dabei half in der Familie zurechtzukommen. Dann wurde deutlich, welche dramatische Auswirkung der Abwehrmechanismus von Selbstzweifel und Selbstentwertung auf das heutige Leben der Patientin hatte: So kam es immer wieder zu quälenden Ängsten und Selbstzweifeln. Als der Patientin die zugrunde liegenden Emotionen von Ärger und Trauer bewusst wurden, konnte sie einen gesünderen Umgang damit finden und offener darüber mit ihrer Schwester sprechen.

Wir wollen am Beispiel eines Lebenslaufes einer 30-jährigen Patientin verdeutlichen, wie Selbstbild und Identität sich in Abhängigkeit von engen Bezugspersonen entwickelt.

Fallbeispiel: Lebenslauf

Ich war kein Wunschkind und habe immer wieder erzählt bekommen, dass ich eine schief gelaufene Verhütungsmethode war und zu dem Zeitpunkt nicht erwünscht war. Ich wuchs bei meinen Eltern mit drei jüngeren Geschwistern auf. Meine Mutter war einerseits lieb, ängstlich und fürsorglich und andererseits [...] hat sie ab und an zugeschlagen [...]. Mein Vater war cholerisch, laut, diskussionsfreudig, teilweise lustig, sehr unbeständig, schnell beleidigt, hat schnell rumgeschrien, und die Stimmung konnte schnell kippen. Zudem war er Alkoholiker, was ich als Kind und Jugendliche aber noch nicht verstanden habe. Meine Geschwister waren teilweise zappelig, laut [...] und hatten Wutanfälle. Wir waren eifersüchtig aufeinander.

[...] Beide Eltern redeten abwertend über Frauen. Meine Mutter hat immer betont, dass sie lieber ein Junge gewesen wäre und mit Frauen oft nicht so viel anfangen kann [...]. Mein Vater hat sehr abwertend über Frauen und andauernd über sein Lieblingsthema Sex gesprochen.

Der Satz, den ich am öftesten von meinen Eltern gehört habe, war »Stell Dich nicht so an«. Wenn eine Situation schlimm für mich war, wurde ich damit gar nicht ernst genommen, meine Empfindungen wurden nicht ernst genommen und sollten nicht da sein. Es gab Situationen, da bin ich verunsichert zu meiner Mutter gegangen und habe geschildert, wie es mir geht, und sie gefragt, ob sie das kennt, und sie meinte: »Das kenne ich nicht, das Gefühl gibt es nicht«, so dass in mir übrigblieb: »Mit mir stimmt was nicht, ich bin unnormal«. Mein Vater hat oft Dinge verdreht und dann zu mir gesagt, dass ich mich falsch erinnere und alles ganz anders war. Ich habe mich dann oft gefragt, ob mit meiner Wahrnehmung was nicht stimmt oder versucht, ihn zu überzeugen, dass es so war, wie es eben war, was nie gelang. Ich habe mich dann gefragt, ob mit meiner Wahrnehmung etwas nicht stimmt oder mit seiner, und war schwer verunsichert. In mir blieb übrig: »Ich kann mich auf meine Wahrnehmung anscheinend nicht verlassen«.

[...] Mein Vater hat oft meinen Körper abgewertet (z. B. »Dein Arsch ist zu dick und Deine Brüste zu klein«). Zudem hat mein Vater meine Mutter permanent als zu dick abgewertet bei einer Körpergröße von 1,74 m und 52 kg (»Friss nicht so viel, sonst wirst Du zu dick«). Außerdem hat er sie auch vor uns sexualisiert angefasst und ihr gesagt, dass sie besser größere Brüste haben solle und das Fett besser am Körper verteilt sein solle. Meine Mutter fühlt sich bis heute zu dick bei gleicher Größe und Gewicht. [...] Neben der Abwertung von Frauenkörpern gingen die Gespräche meines Vaters oft darüber, dass Frauen Sex mit Männern haben *müssen* (»Frauen müssen die Beine breitmachen, sonst ist der Mann weg«, »Frauen dürfen keinen Sex verweigern, auch nicht, wenn es Streit gab«, »Vergewaltigung in der Ehe gibt es nicht, weil man Sex haben muss und das zum Leben dazu gehört«). Alte Frauen waren sexuell betrachtet für meinen Vater wertlos, hässlich und verschrumpelt.

[...] Als Tochter hat er mir (meinen Geschwistern nicht) immer wieder so auf den Hintern gefasst (leicht gehauen) und als ich mich darüber beschwert habe, hat er gesagt, er sei mein Vater, er dürfe das. Selbst als ich mich als Jugendliche dagegen gewehrt habe, hat er nicht damit aufgehört.

Mein Vater hat mich sehr oft fertiggemacht, insbesondere ab einem Alter von circa 11 Jahren. Er hat mich beschimpft und angeschrien und meine Mutter stand daneben und hat nix gesagt und mir nicht geholfen. Zudem hat mein Vater zu mir gesagt: »Jeder, der Dich wirklich kennenlernt, wird sehen, wie schrecklich Du bist und Dich verlassen«. [...] Ich habe mich oft allein und unverstanden gefühlt. [...] Des Weiteren haben beide Omas immer wieder darauf hingewiesen, dass man seine Gefühle besser für sich behalten solle. Die eine Oma meinte zu mir, dass man auf gar keinem Fall mitteilen solle, wenn man Schmerzen hat und auf keinen Fall rumjammern solle. Die andere Oma hat immer gesagt, dass man immer schön ein Pokerface behalten und einfach lächeln solle [...]. Zudem soll man anderen auch nicht zu sehr zeigen, wenn man sie mag, damit die nicht übermütig werden.

Mir wurde oft suggeriert, dass ich schuld bin, dass es meinem Vater schlecht geht. Meine Mutter hat häufiger gesagt: »Jetzt hast Du den Papa so aufgeregt, jetzt trinkt der wieder«. Ich bin der Trigger für meinen Vater, ich bin schuld. Mein Vater hat oft zu mir gesagt, dass ich der letzte Dreck sei und dass ich nicht will, dass er lebt. [...] Mir wurde insbesondere von meinem Vater immer wieder suggeriert, dass ich zu anstrengend und zu teuer sei: »Ohne Kinder hätten wir mehr Geld und ein besseres Leben«. An Weihnachten [...] habe ich immer wieder den Spruch gehört: »Das schenke ich Dir, aber das hast Du eigentlich nicht verdient«.

Ich habe schon früher gedacht, dass ich auf keinen Fall so werden möchte wie meine Mutter, die ich früher uncooler fand als meinen Vater und die in der unterwürfigen Position war [...]. Ich wollte auf keinen Fall in der unterwürfigen Position sein. Zudem habe ich schon als Grundschulkind gedacht, dass ich nicht die Rolle der Hausfrau einnehmen möchte.

Meine Mutter hat mir gesagt, ich sei ein so starkes Kind gewesen, sie hätte erstmal meinen Willen brechen müssen [...]. Noch vor der Grundschulzeit wachte ich nachts einmal auf und bemerkte, dass außer mir und meinen Geschwistern niemand da war. Ich erinnere mich nicht mehr, wie die Situation ausgegangen ist.

Ich habe als Grundschulkind Atemschwierigkeiten und Husten bekommen. Zunächst hat der Kinderarzt das trotz meiner Beschwerden nicht erkannt und immer gesagt: »Das Kind stellt sich an«. Ich musste an den Bundesjugendspielen teilnehmen. Erst als ich bereits beim Ausatmen pfiff und man mir sagte, dass ich komisch aussehe, kam ich dann für zwei Wochen ins Krankenhaus. Ich hatte Asthma. Mein Vater hat mich kein einziges Mal im Krankenhaus besucht. Meine Oma kam jeden Tag und hat mir etwas zu Essen mitgebracht. Im selben Jahr habe ich mir den Zeh gebrochen, auch das hat der Kinderarzt nicht erkannt (»Das ist nix, das Kind soll sich nicht so anstellen«). Nachdem der Zeh schief zusammengewachsen war und ich ihn kaum bewegen konnte, war meine Mutter mit mir bei einem Orthopäden, der dann festgestellt hatte, dass der Zeh gebrochen und falsch zusammengewachsen war.

Wenn Sie sich nun versuchen in die Biografie hineinzuversetzen, so fragen Sie sich einmal Folgendes:

- Was ist der rote Faden, der sich durch das Leben der Patientin zieht?
- Was ist ihr Selbstbild und wie könnte sie im Verlauf ihres Lebens mit diesen Einschränkungen umgehen?
- Was könnten die Folgen für ihre Beziehungen und Freundschaften sein?

Es ist eine Biografie, die beim Lesen Ekel über das sexualisierende Verhalten aufkommen lässt, und die Brutalität des familiären Umgangstons erschreckt. Der rote Faden der Patientin erscheint geprägt von sexualisierter Entwertung. Sie scheint sich selbst als Frau zu erleben, die nur Objekt männlicher Begierde ist und sich von Männern abgrenzen muss. Sie glaubt, dass ihre schmerzlichen Anliegen (Asthma, gebrochener Zeh) nicht wahrgenommen werden und sie sich ihr Leid nur einbilde. Eben dieses Selbstbild prägte auch die Therapie und ihre Beziehungen. Sie nahm nicht wahr, wie sehr sie sich, auf viele subtile Arten, unentwegt entwertete. Es war ihr nicht bewusst, da es der alltägliche Umgang in ihrer Familie war. Ebenso waren auch ihre Beziehungen davon geprägt, in der Männer entwertend mit ihr umgingen. Gleich ihrer Familie löste sie sich jedoch nicht von ihnen, da sie glaubte sonst allein und dem Leben nicht gewachsen zu sein (Entwertung), und hoffte stattdessen auf einen allmächtigen Retter (Idealisierung). Ihre Freundschaften waren ebenso geprägt von der Überzeugung, das Gegenüber würde sich nicht für sie interessieren. Genauso erging es ihr in der Beziehung zu Therapeuten, die sie als desinteressiert oder sexualisierend erlebte. Als sie dies innerhalb der Therapiestunden wahrnahm und zunehmend ihren eigenen selbstentwertenden Umgang mit sich (Abwehr) ablegte, kam es zu Angstsymptomen (▶ Abb. 2.1). Unter diesen lagen komplexe Gefühle gegenüber den Eltern verborgen, die wir während der stationären Therapie noch nicht erkunden konnten. Die Angst war noch zu stark.

8 Selbststeuerung

Im letzten Kapitel beschäftigten wir uns mit der Identität und dem Selbst. Wir beschrieben diese als roten Faden, der unser Leben durchzieht und ein Selbstbild vermittelt, das im gesunden Bereich einem stabilen Selbstwert mit stimmiger Selbsteinschätzung entspricht und im ungesunden Bereich bis zu einem verzerrten, diffusen Selbstbild mit unklaren Grenzen zwischen dem Gegenüber führen kann. Dabei stellte ein besonders empfindlicher Selbstwert eine häufige Schwierigkeit der Persönlichkeitsstörung dar. Die Selbststeuerung knüpft hier an und beschreibt, wie jeder Mensch seine Ziele und Wünsche wahrnimmt und verfolgt. Im gesünderen Pol der Selbststeuerung setzen sich Menschen eigens motivierte Ziele und verfolgen diese im Rahmen ihrer Möglichkeiten mit Engagement und realistischer Selbsteinschätzung. Sie erkennen ihre Stärken und ihre Grenzen und erleben ihre eigene Motivation. Sie sind zwar zielstrebig, haben dabei jedoch keine Verbissenheit, die bis hin zu einer Blockade oder zu Selbstentwertungen führt. Durch Selbstreflektion können eigene Schwächen und Stärken rücksichtsvoll und mit Sympathie für die eigene Person erkannt und gegebenenfalls verändert werden. Bei der Umsetzung orientieren sie sich an den sozialen und kulturellen Maßstäben. Sie sind zufrieden, wenn sie ihre Ziele erreicht haben, können Freude und Stolz erleben und wohlwollend die eigenen Anstrengungen betrachten. Sie benötigen nicht ständig Lob und die Anerkennung von außen, da sie es selbst sind, die sich die Zustimmung zukommen lassen.

Wir nehmen unseren Berufsstand als Muster und wenden uns am Beispiel zweier Ärztinnen zunächst dem gesünderen und im zweiten Beispiel dem ungesünderen Pol der Selbststeuerung zu.

Fallbeispiel: Die Ärztin, die sich selbst gut kannte

Die erste Ärztin setzte sich bereits während ihrer Schulzeit das Ziel Medizin zu studieren. Sie erkannte ihr schulisches Talent und erreichte durch fleißige Arbeit ein gutes Abitur. Sie schätzte ihre Fähigkeiten realistisch ein und war in der Lage ihre Schwierigkeiten im menschlichen Miteinander zu reflektieren. Mit Mitschülern und Mitschülerinnen sowie Kommilitonen und Kommilitoninnen kam es auch mal zu Streitigkeiten. Sie wollte aktiv ihre Kommunikationsfähigkeit verbessern und nahm an Extrakursen zur Arzt-Patienten-Beziehung teil. Sie besuchte den Kurs in dem Glauben, dass sie vieles bereits wissen müsste. So war sie überzeugt, dass sie neben den naturwissenschaftlichen Grundlagen auch die humanistisch-ethischen Fragestellungen mit Leichtigkeit erkennen und lösen könnte. Dabei verwies sie gegenüber ihren Eltern auf ihren Ehrgeiz, die Machbarkeit und die Notwendigkeit, dies als junge motivierte Studentin begreifen zu müssen. Sie machte verschiedene Praktika und sprach in ihrem Kurs für Psychosomatische Medizin von schwierigen Situationen mit Patienten und Patientinnen, die sie noch länger beschäftigten. Sie nahm die Vorschläge des Kursleiters zur besseren Gesprächsführung an. Sie schloss ihrer Promotion zwar ab, bemerkte jedoch, dass das wissenschaftliche Arbeiten ihr sehr viel Zeit abverlangte und einer für sie zufriedenstellenden Arbeit als klinisch tätiger Ärztin im Wege stand. Als Ärztin war sie erfüllt, erkannte eigene Stärken und Schwächen und setzte sich, wenn es ihr möglich war, damit auseinander. Mehr und mehr erkannte sie, dass ihr Drang andauernd alles begreifen zu müssen, um anderen zu helfen, ihr mehr Last als Vorteil war. Sie nahm die kurz- und langfristigen Folgen wahr. Sie hatte eine kleine Familie.

Fallbeispiel: Die Ärztin, die Anerkennung wollte

Die zweite Ärztin war in der Schule gut bis sehr gut und lernte fleißig, auch bis in die Nacht hinein. Ihre Ziele waren besonders von den Anforderungen ihrer leistungsbetonten Eltern geprägt. Diesen war vor allem der schulische Erfolg, die Intelligenz und Funktionalität ihrer Tochter wichtig. Dabei fragten sie jedoch nicht nach den Wünschen und

Zielen der damaligen Abiturientin. Für sie war es klar, dass sie Medizin studieren würde, da sie so weiterhin Leistung erbringen konnte. Sie war ehrgeizig, arbeitete bereits während des Studiums an klinischer Forschung und wurde namentlich in den Publikationen hierzu erwähnt. Ihr Maßstab war es, über ihre Eltern hinauszuwachsen und nicht nur Ärztin zu sein, sondern Professorin. Freundschaften und Familie waren für sie zweitrangig. Exzessiver abendlicher Sport (Joggen und Rennradfahren) war ihr Mittel zur Wahl, um sich abends eine Auszeit zu gönnen. Sie verfolgte eine Karriere, die sie erschöpfte. Die Anerkennung von Studenten und Studentinnen, Patienten und Patientinnen sowie anderen Mitmenschen war ihr besonders wichtig und dies half ihr, berufliche und private Rückschläge zu kompensieren. Sie hatte das Gefühl einer inneren Leere und freute sich kaum über prestigeträchtige Publikationen. Als junge Wissenschaftlerin fragte sie sich, ob sie nicht eine Hochstaplerin sein könnte, die stets von einem noch besseren und fähigeren Kollegen bloßgestellt werden könnte. Sie hatte das Gefühl, dass sie nicht die Ärztin sei, die sie sich wünschte zu sein, und dass sie nicht mit voller Überzeugung hinter ihrem Beruf stehe. Gründe hierfür konnte sie nicht erkennen. Sie wurde Professorin und verwies in Partner- und Freundschaften oft auf ihren Berufsstand und definierte sich ausschließlich hierüber. Hobbies oder eine Familienplanung gab es nicht. Einer Psychotherapie stand sie immer wieder ambivalent gegenüber. Sie glaubte, dass ihr dies zwar helfen könnte, aber aufgrund des Zeitaufwands ihren wichtigeren Zielen im Wege stehen könnte.

Obwohl wir die zwei Ärztinnen als erfolgreiche Frauen wahrnehmen, erkennen wir doch an den Beschreibungen ihres Innenlebens, dass ihre Vorstellungen zur eigenen Person und die damit einhergehenden Wünsche und Ziele eine ganz unterschiedliche Motivation mit sich bringen. Die erste Ärztin ruht in sich selbst und hat realistische Ziele, die sie in Zusammenhang zu ihrem Selbstbild stellen kann. Sie weiß, dass sie andere Wege gehen könnte, definiert jedoch für sich einen eigenen inneren Kompass. Während die zweite Ärztin vielleicht von außen in sich zu ruhen scheint, ist ihre Motivation doch geprägt von einer übermäßigen Zielstrebigkeit und einem Kompass, der sich an der Anerkennung durch andere Menschen orientiert. Sie erreicht ihre hohen Ziele zwar, nutzt diese jedoch als Mittel, um Bestätigung von außen zu erhalten, und vernachlässigt ihr privates Leben. Gründe für die Berufswahl kann sie abseits der Leistung nicht definieren. Vielleicht fällt es ihr aber auch schwer ihre eigene Motivation für die berufliche Verwirklichung in sich selbst zu verorten. Eine innere Ruhe mit Freude und Stolz über die eigenen Fähigkeiten ist nicht vorhanden, stattdessen sorgt sie sich um ein mögliches Gewahrwerden der anderen bezüglich ihrer Fähigkeiten. Es erscheint beinahe so, als sei sie nichts wert, wenn sie nur ein Mensch mit allzu menschlichen Schwächen sei.

Sowohl eine übermäßige als auch eine fehlende Zielstrebigkeit kann problematisch sein. Menschen mit einer übermäßigen Zielstrebigkeit führen beim Anstreben ihrer Ziele eine konflikthaften Umgang mit sich selbst. So können die Ziele übermäßig hoch und von einem eigenen Überwinden von Schwächen, Unzulänglichkeiten und der Vernachlässigung für Spaß und Freude geprägt sein. Die negativen Folgen dieses Verhaltens werden oft nicht wahrgenommen. Fehlende Zielstrebigkeit, bei der eigene Wünsche und Ziele – und im ausgeprägtesten Fall der eigene Wille – aufgegeben werden, äußert sich häufig in depressiven Zuständen.

Wir haben zuvor fiktive Beispiele von zwei Abiturientinnen bzw. jungen Ärztinnen beschrieben. In der Jugend und im frühen Erwachsenalter mag die Zielhaftigkeit fehlen oder davon geprägt sein, dass man am liebsten alles erreichen möchte und sich dabei verschätzt. Bleibt eine gewisse Ziellosigkeit nach der Jugend oder die Überzeugung, die eigenen Ziele nicht erreichen zu können, bestehen, so sollten wir von Einschränkungen in der Selbststeuerung ausgehen. Erkennen wir Widersprüche in unserem Handeln und Denken oder haben etwa Schwierigkeiten uns selbst zu erklären, weshalb wir eben jenen Beruf ausgewählt haben, so ist dies ein guter Hinweis für Schwierigkeiten in der Selbststeuerung und der damit zusammenhängenden Selbstreflexion. Dabei sind nicht die Widrigkeiten des Lebens gemeint, die uns von der Selbstverwirklichung abgehalten haben, sondern jene Gründe, die uns zu unseren Entscheidungen bewogen haben.

Weitreichende Beeinträchtigungen der Selbststeuerung treten bei jenen Menschen auf, die ihre Fantasien, Wünsche und Gedanken mit Handlungen gleichsetzen, ohne dabei aktiv an ihnen zu arbeiten. Sie können zwar Ziele, Werte oder Normen formulieren, erscheinen jedoch außerstand diese aktiv umzusetzen. Eine Verwirklichung der Ziele wird unmöglich. Die stärkste Beeinträchtigung mögen jene Menschen haben, die die Diskrepanz zwischen den eigenen Wünschen und Zielen und dem fehlenden Handeln gar nicht wahrnehmen. Sie erzählen von ihren Pläne, als seien sie bereits umgesetzt, und nehmen die Realität nicht wahr. Sie werden von anderen als unreflektiert wahrgenommen. Junge Therapeuten und Therapeutinnen haben Schwierigkeiten, das Anliegen der Patienten und Patientinnen klar zu formulieren oder gar zu verstehen. Andere Mitmenschen mögen sich ebenso erleben, wenn sie nach einem Gespräch kaum einen klaren Gedanken fassen können. Auch das kann ein Symptom von besonders schweren Persönlichkeitsstörungen sein.

Stelle Sie sich eine junge Abiturientin vor, die schlechte Noten schreibt, immer wieder mit anderen Mitschülern und Mitschülerinnen sowie Lehrkräften in Konflikte gerät. Sie entwertet ihr Umfeld und weist die Hilfe der Schulpsychologin von sich. Sie erlebt ihre Umwelt als böse und aggressiv. Sie möchte endlich raus aus der Schule und fantasiert sich eine Zukunft als junge Ärztin. Hier könnte sie anderen Menschen helfen und sie vor Bedrohungen schützen. Ihr Umgang zu ihren Mitschülern und Mitschülerinnen und ihr Wunsch andere zu versorgen widersprechen sich. Sie ist nicht in der Lage konstruktiv ihr eigenes Handeln zu reflektieren oder zu verändern.

Wille, Ziele und Engagement

»Gesundheit ist die Fähigkeit lieben und arbeiten zu können.«
    Sigmund Freud[7]

Arbeitsfähigkeit im weitesten Sinne ist eine wichtige Voraussetzung für ein glückliches Leben. Für die meisten Menschen, außer die paar wenigen, die reich geerbt oder im Lotto gewonnen haben, bedeutet Arbeitsfähigkeit

---

7 Das Zitat wird Freud häufig zugeschrieben, gilt aber nicht als belegt (https://www.freud-museum.at/de/zitate).

zunächst einmal jeden Werktag zur Arbeit zu gehen und ihren Beruf auszuüben, oder, im Sinne der Sorgearbeit, jeden Morgen aufzustehen, die Kinder zur Schule bringen, den Haushalt zu machen, einzukaufen, zu kochen usw. All dies setzt Fähigkeiten der Selbststeuerung voraus. Bei der Persönlichkeitsstörung und anderen psychischen Störungen können diese Fähigkeiten durchaus beeinträchtigt sein. Gerade das rechtzeitige Aufstehen stellt für viele eine Herausforderung dar, da der anstehende Tag (bzw. die Arbeit) als eine große Belastung erlebt wird und die Verlockung im Bett zu bleiben sehr hoch ist.

Die Arbeit ist für viele Mensch eine ziemliche Belastung. Sicherlich sind in vielen Bereichen die Arbeitsbedingungen nicht gut, andererseits gibt es auch eine schier unerschöpfliche Vielfalt beruflicher Möglichkeiten. Arbeit ist besonders dann eine Belastung, wenn sie nicht den eigenen Vorstellungen und Zielen entspricht. Und dies hängt wiederum damit zusammen, ob die eigenen Wünsche und Ziele überhaupt vorhanden und realistisch sind.

Wir bitten Sie sich kurz mit den folgenden drei Fragen zu beschäftigen:

- Will ich überhaupt etwas für mich?
- Was will ich eigentlich im Leben, welche Ziele habe ich und wofür möchte ich mich engagieren?
- Sind meine Ziele realistisch und kann ich mich bei Schwierigkeiten anpassen?

Bei der ersten Frage geht es darum, ob Sie sich überhaupt trauen einen eigenen Willen zu formulieren. Wer in schwierigen Verhältnissen aufgewachsen ist, hat eventuell die Erfahrung gemacht, dass etwas zu wollen entweder bestraft oder enttäuscht wurde. Wer immer wieder die Erfahrung macht, seinen Willen nicht durchsetzen zu können, gibt diesen irgendwann ganz auf. Dies führt leider auch dazu, dass man mit nichts recht zufrieden ist. In der Psychotherapie spiegelt sich dies häufig in Schwierigkeiten dabei wider, positive Therapieziele zu formulieren (ein negatives Ziel beinhaltet, dass man etwas nicht möchte, ein Positives hingegen, dass man etwas Bestimmtes erreichen will).

Fallbeispiel: Wille und Wünsche bei der Therapiezielformulierung

Therapeut:	Was möchten Sie mit meiner Hilfe hier erreichen?
Patient:	Ich möchte weniger depressiv sein. (Negatives Therapieziel)
Therapeut:	Das kann ich gut verstehen, Sie haben mir ja bereits erzählt wie viele Jahre Sie schon unter der Depressivität leiden. Die Erfahrung zeigt aber, dass es wichtig ist auf etwas Konkretes hinzuarbeiten, was Sie erreichen möchten, ein positives Ziel.
Patient:	Ich glaube, wenn die Depression erst einmal weg ist, dann kann ich auch wieder einen Sinn für mich finden.
Therapeut:	Sie haben Recht, dann fällt es viel leichter. Stellen Sie sich einmal vor wie es wäre, wenn die Depression einfach nicht mehr da ist, welche guten Dinge wären dann möglich für Sie?
Patient:	Ich weiß nicht…was glauben Sie wäre gut für mich? (Projektion des positiven Willens auf den Therapeuten)
Therapeut:	Nur Sie können wissen, was gut für Sie ist! Möchten Sie es mit meiner Hilfe herausfinden?
Patient:	(seufzt und Tränen kommen in seine Augen) Ja…ich glaube ich habe mich schon lange nicht mehr getraut, mir etwas zu wünschen.

Erst nachdem der Patient bemerkt hat, dass er seinen Willen und seine Wünsche vergraben hatte, kann er beginnen wirklich darüber zu sprechen und es gelingt ihm dann auch rasch, positive Ziele für die Behandlung zu formulieren.

Bei der zweiten Frage geht es darum, eine gewisse Klarheit über darüber zu haben, was einem wichtig im Leben ist. Dies ist verbunden mit Wertvorstellungen und der Frage nach einem guten Leben: Was macht mich zu einem guten (glücklichen) Menschen? Wie kann ich ein gutes (glückliches)

8 Selbststeuerung

Leben führen? Dies kann für jeden Menschen natürlich verschieden sein. So mag für einen die berufliche Verwirklichung sehr wichtig sein, während für einen anderen die Arbeit eher Mittel zum Zweck ist und das wesentliche Engagement in der Familie oder in Hobbies liegt. Unter dem Gesichtspunkt der Persönlichkeitsstörung geht es um die Fähigkeit, überhaupt Werte und Ziele in sich zu tragen und sich dafür zu engagieren. Dies ist eng verbunden mit Identitätsproblemen. Ist die eigene Identität nicht gefestigt, so sind auch eigene Ziele und Werte nicht gefestigt. Dies kann sich etwa in einer Sprunghaftigkeit bei der Berufswahl zeigen: So war man vielleicht letztes Jahr noch überzeugt davon, dass Elektrotechnik der einzig wahre Beruf für einen ist, in diesem Jahr ist es aber die Gärtnerei.

Fallbeispiel: Probleme bei der Berufswahl

Ein fast 30-jähriger Patient kommt in die stationäre psychosomatisch-psychotherapeutische Behandlung, da er sich seit vielen Jahren nie wirklich zufrieden oder glücklich gefühlt hat. Im Gegenteil, die Stimmung ist meist niedergeschlagen bis verzweifelt. Gelegentlich kommt es zu starken Anspannungszuständen, auch sei es zu mehreren nächtlichen Panikattacken gekommen und zu Schlafstörungen. Zu Beginn der Behandlung sagt er, dass er höchstens vier Wochen bleiben könne, da sich sonst seine Meisterausbildung in Industrie- und Elektrotechnik um mindestens ein halbes Jahr verzögern würde. Trotz seines psychisch schlechten Zustandes habe er alles darangesetzt, seiner Arbeit und seiner Ausbildung nachzukommen. Egal wie schlecht es ihm gegangen sei, er habe sich immer zur Arbeit geschleppt. Er verdiene gut und habe Angst ins Hintertreffen zu geraten oder gar seine Arbeit zu verlieren, wenn sich die Ausbildung verzögere.

Es wird in der Behandlung rasch deutlich, dass vier Wochen nicht ausreichen, um etwas an seinen psychischen Problemen zu verändern und er lässt sich, etwas hin- und hergerissen, auf eine längere Behandlung ein.

Er erzählt dann etwas später, dass er sich für die Arbeit und Ausbildung praktisch aufgeopfert habe, er die Arbeit als Elektrotechniker allerdings gar nicht gerne mache und sich auch nicht für begabt in diesem Bereich halte. Seine Eltern hätten ihm gut zugeredet und Geld für die

Ausbildung zugesagt, sodass er sich darauf eingelassen habe. Er sei eigentlich von Anfang an unzufrieden gewesen, aber er habe sich auch nicht zum Abbruch oder Wechsel der Ausbildung entscheiden können. Auch jetzt, nachdem er es so weit gebracht habe und er so viel investiert habe, könne er nicht mehr abbrechen.

Der Patient ist innerlich gar nicht mit seinem Beruf identifiziert. Seit Jahren strengt er sich für Ziele an, die gar nicht seine eigenen sind, sondern eher einer – wahrscheinlich wohlgemeinten – Idee der Eltern entspricht. Aus verschiedenen Gründen gelingt es ihm nicht, sich wirklich für seine eigenen Wünsche einzusetzen, stattdessen kämpft er sich mit einer schon zwanghaften Selbstdisziplin zur Arbeit.

Bei der dritten Frage geht es um Anpassungsfähigkeit und Frustrationstoleranz. Wir alle sind mit einer Umwelt und Realität konfrontiert, die die Umsetzung und Erfüllung unserer Wünsche und Ziele erschwert. Daher ist eine Fähigkeit zum Realitätsabgleich und zur Frustrationstoleranz erforderlich. Auch hier geht es im Wesentlichen um eine psychische Flexibilität: Wer sich durch kleinere Rückschläge abschrecken lässt (wenn man etwa einmal eine Prüfung nicht besteht und dann beschließt, dass das ganze Studium nichts für einen ist), wird es schwer haben seine Ziele zu erreichen. Wer andererseits an aussichtslosen Zielen festhält (etwa, weil eine Begabung fehlt oder, wie im obigen Fallbeispiel, eine innere Motivation), wird es wohl auch schwer haben zufrieden zu sein.

Wir gehen davon aus, dass dies eng mit der Fähigkeit verbunden ist, Zugang zu den eigenen Emotionen zu finden. Denn wer die eigenen Gefühle immer wieder übergeht oder gar nicht recht spüren kann, da sie abgewehrt werden müssen, kann sich seiner inneren Motivation nicht recht bewusst werden. Er oder sie nutzt dann nicht die Kraft der Emotionen, sondern kämpft dagegen an.

Selbststeuerung und Impulskontrolle

Bisher haben wir die eher planmäßigen und längerfristigen Aspekte der Selbststeuerung besprochen. Beim Thema Selbststeuerung geht es auch um die kurzfristige Impulskontrolle. Störungen der Impulskontrolle oder Impulsivität bezeichnen Verhaltensweisen, bei denen Menschen aus einem emotionalen Druck (Impuls) bzw. »aus dem Affekt heraus« handeln, ohne auf die oft nachteiligen längerfristigen Konsequenzen zu achten. Dies führt dann häufig zu Schwierigkeiten mit Mitmenschen oder mit sich selbst. Diese Impulse gehen dann mit einer inneren Anspannung bzw. Angst einher (▶ Kap. »Angst, Anspannung und Stress«), in einer Intensität, die schlecht ausgehalten werden kann.

Akute psychische Krisen sorgen häufig für eine eingeschränkte Fähigkeit Ziele zu antizipieren, eigene Maßstäbe einzubehalten und in Ausnahmezuständen zu reflektieren. Ist diese Funktion zur Selbststeuerung nicht mehr gegeben, ist es nicht überraschend, dass impulsive Verhaltensweisen zunehmen. Ausagieren in Streitigkeiten, Alkohol- und Drogenkonsum und Gewalt nehmen dann zu. Es ist wichtig, dass sich Therapeuten und Therapeutinnen, ebenso wie Menschen mit einer Persönlichkeitsstörung, vergegenwärtigen, dass es sich einerseits um einen Versuch handelt mit der eigenen Anspannung umzugehen, andererseits aber die Folgen der Handlungen die Anspannung aufrechterhalten und die zwischenmenschlichen Schwierigkeiten noch verstärken. Nahezu alle Menschen tragen einen guten Kern in sich und empfinden nach impulsiven Handlungen Scham über den Verlust der Selbststeuerung oder haben Schuldgefühle, sodass die Arbeit am eigenen Handeln umso wichtiger wird.

> **Fallbeispiel: Wütend und depressiv**
>
> Wir behandelten an unserer Klinik einen Patienten, der bis zum Beginn seiner Depression mit wiederkehrenden aggressiven Handlungen zu kämpfen hatte, die teils zu Gewalt, Krankenhausaufenthalten und juristischen Folgen führten. Zu Beginn der Behandlung stellte er diese Handlungen noch als legitim und notwendig dar. Mit einem zuneh-

menden Verständnis davon, dass seine schwere Depression ein Schutz vor der gewalttätigen Aggressivität gegenüber seiner Freundin und Tochter war, erkannte er, dass er vor allem Schwierigkeiten damit hatte, Wut gegenüber Menschen, die er liebte, auszudrücken und sich lieber selbst durch seine Depressivität »umbrachte«, anstatt seiner Familie etwas anzutun. Zunehmend baute er die Fähigkeit auf, die Wut innerlich zu erleben und die damit einhergehenden Impulse und Fantasien, trotz seiner Angst, zuzulassen. Dabei nahm nicht nur die Depressivität, sondern auch die Impulsivität ab. Interessanterweise ging mit dieser Verbesserung der Selbststeuerung auch einher, dass er seine eigenen Maßstäbe deutlicher wahrnahm und berufliche sowie private Ziele besser für sich definieren konnte.

Um die eigene Selbststeuerung zu verbessern, gehen verschiedene Therapieschulen unterschiedliche Wege. Dabei überschneiden sich im klinischen Alltag viele Konzepte. Vor allem das Konzept der »Skills« aus der dialektisch-behavioralen Therapie stellt besonders zu Behandlungsbeginn einen wichtigen Baustein der Therapie dar. Skills sind ein persönlich oder mit Therapeuten und Therapeutinnen erarbeitetes Verhalten, um kurzfristig mit einer inneren Krise umzugehen und wirksam zu regulieren, ohne dass es zu längerfristigen Nachteilen kommt. Einige Skills werden im Kapitel zur Behandlung (▶ Kap. 9) genauer beschrieben.

9 Behandlung

Die professionelle Behandlung der Persönlichkeitsstörung erfolgt mittels Psychotherapie. Andere professionelle Behandlungsmöglichkeiten gibt es nicht, auch gibt es keine Medikamente zur Behandlung der Persönlichkeitsstörung. Medikamente wie beispielsweise Antidepressiva können eventuell sinnvoll sein, wenn Begleiterkrankungen wie eine depressive Episode, eine Angststörung oder Zwangssymptome auftreten. Wir werden in diesem Kapitel daher ausführlich auf die Psychotherapie eingehen. Andere Unterstützungsmöglichkeiten werden im Anschluss beschrieben.

Psychotherapie

Psychotherapie und Hilfe im »Gestrüpp« der Symptome

Manchmal verwenden wir die Dschungel-Metapher, um Psychotherapie und die Beziehung zur Psychotherapeutin bzw. zum Psychotherapeuten zu erklären. Ausgangspunkt sind zunächst Symptome: Etwas »piekt« und verursacht Leid, Sie hängen im Dornengestrüpp der Symptome fest und in keiner Richtung ist ein Ausweg zu entdecken. Stattdessen ist überall nur Dschungel mit weiterem Gestrüpp. Es herrscht Dunkelheit und hier und da blitzen Augen von vielleicht giftigen Tieren auf. Sie finden sich im Dschungel der psychischen Störung verloren und können den Weg heraus nicht mehr allein finden. Doch zum Glück gelingt es Ihnen die Psychotherapeutin bzw. den Psychotherapeuten als Dschungelexpertin bzw. -experten an Ihre Seite zu bekommen. Der Dschungelexperte kennt sich sehr gut mit der Pflanzen- und Tierwelt im Dschungel aus, aber in genau dem Gestrüpp, in dem Sie feststecken, war er auch noch nie und eine Landkarte von der Gegend hat auch er nicht. Leider kann er Sie nicht selbst aus den Dornen ziehen, da Sie zu tief im Gebüsch stecken. Er stellt Ihnen aber all sein Wissen und seine Beobachtungen zur Verfügung. Er sagt Ihnen nicht, was Sie machen sollen, sondern fragt Sie, wohin Sie möchten. Er kann Ihnen den »richtigen Weg« nicht zeigen, aber er kann Ihnen mit seiner Erfahrung wichtige Hinweise geben, wie Sie ihre Ziele erreichen können. Vielleicht sind Sie skeptisch und fragen sich, ob Sie in diesem Chaos wirklich einem fremden Experten vertrauen können. Es ist Ihre Entscheidung, doch zu langes Zögern könnte dazu führen, dass Sie sich noch tiefer in Lianen und Gestrüpp verfangen.

Eine etwas scherzhafte Anmerkung: Ein Verhaltenstherapeut würde sagen: »Damit Sie aus dem Gestrüpp rauskommen, versuchen Sie zuerst die Beine zu befreien. Wenn das nicht gelingt, versuchen Sie es zunächst mit den Armen.« Ein Tiefenpsychologe: »Erzählen Sie mir erstmal, wie Sie im Gestrüpp gelandet sind, dann findet sich vielleicht auch wieder ein Ausweg.« Ein Analytiker: »Keine Angst ich bin bei Ihnen und vertraue darauf, dass Sie sich befreien können«. Und ein Systemischer Therapeut: »Vielleicht sind nicht Sie ins Gestrüpp gestolpert, sondern es ist um Sie herum gewachsen. Wie könnte es gelingen, dass es Sie nicht weiter umschlingt?«.

Ein zentraler Punkt an der Dschungel-Metapher ist, dass der Therapeut bzw. die Therapeutin Sie nicht von Ihren Symptomen befreien kann; nur Sie selbst können das schaffen. Sie müssen also selbst aktiv sein. Dies mag ungerecht erscheinen oder auch sein, schließlich haben Sie sich nicht freiwillig ins Gestrüpp der Symptome begeben. Aber als Mensch tragen nur Sie selbst die Verantwortung für den Ausweg. Falls Sie dies ärgert oder bedrückt, kann auch dies ein wichtiges Thema in der Psychotherapie sein und unter Umständen Erinnerungen aus der Vergangenheit wachrufen.

9 Behandlung

Allgemeines zur Psychotherapie

In der Psychotherapie-Richtlinie des Gemeinsamen Bundesausschusses wird bestimmt, welche Psychotherapieverfahren von den gesetzlichen Krankenversicherungen in Deutschland ermöglicht werden. Sie dürfen nur von approbierten Therapeuten und Therapeutinnen angeboten werden, die eine intensive Aus- und Weiterbildung abgeschlossen haben. Zu den Richtlinienverfahren gehören die psychoanalytisch begründeten Verfahren (dazu gehört die tiefenpsychologisch fundierte Psychotherapie und die analytische Psychotherapie), die Verhaltenstherapie und die Systemische Therapie. Die Psychotherapie-Richtlinie betrifft die ambulante Psychotherapie bei niedergelassenen Psychotherapeutinnen und Psychotherapeuten. Die Behandlung in Krankenhäusern wird weiter unten beschrieben.

Die verschiedenen Psychotherapieverfahren unterscheiden sich sowohl in den Erklärungsmodellen von psychischen Störungen als auch in ihren therapeutischen Interventionen. Außerdem legt die Psychotherapie-Richtlinie unterschiedliche Höchstgrenzen zur Behandlungsdauer bei den verschiedenen Verfahren fest (▶ Kasten).

Bewilligungsschritte und Höchstgrenzen der Richtlinien-Psychotherapie

Analytische Psychotherapie bei Erwachsenen

- Bewilligungsschritte: bei Einzeltherapie bis 160 Stunden, bei Gruppentherapie bis 80 Doppelstunden
- Höchstgrenze: bei Einzeltherapie 300 Stunden, bei Gruppentherapie 150 Doppelstunden

Tiefenpsychologisch fundierte Psychotherapie bei Erwachsenen

- Bewilligungsschritte: bei Einzeltherapie bis 60 Stunden, bei Gruppentherapie bis 60 Doppelstunden

Psychotherapie

- Höchstgrenze: bei Einzeltherapie 100 Stunden, bei Gruppentherapie 80 Doppelstunden

Verhaltenstherapie bei Erwachsenen

- Bewilligungsschritte: bis 60 Stunden einschließlich Gruppentherapie in Doppelstunden
- Höchstgrenze: 80 Stunden einschließlich Gruppentherapie in Doppelstunden

Systemische Therapie bei Erwachsenen

- Bewilligungsschritte: bis 36 Stunden einschließlich Gruppentherapie in Doppelstunden
- Höchstgrenze: 48 Stunden einschließlich Gruppentherapie in Doppelstunden

Hintergrundinformationen zu den verschiedenen Psychotherapie-Verfahren sind sehr einfach im Internet zu finden. Einen Überblick gibt es etwa auf der Webseite »Wege zur Psychotherapie« der Bundespsychotherapeutenkammer (https://www.wege-zur-psychotherapie.org/die-behandlung-in-der-praxis/#verfahren). Wir beschreiben im Folgenden noch etwas genauer die Therapieansätze, die speziell für die Behandlung von Persönlichkeitsstörungen (insbesondere der Borderline-Persönlichkeitsstörung) entwickelt wurden. Dazu zählen die Mentalisierungsbasierte Therapie, die übertragungsfokussierte Therapie, die Dialektisch-Behaviorale Therapie und die Schematherapie.

Mentalisierungsbasierte Therapie

Mentalisieren ist ein komplexer psychischer Vorgang, der dazu dient Emotionen, Absichten und Verhalten von sich und von anderen Menschen zu verstehen. Mentalisieren ist somit Teil der normalen Psyche jedes Menschen. Unsere Mentalisierungsfähigkeit entwickelt sich im Laufe des Lebens. Ein Baby hat zunächst keine Vorstellung davon, wie es sich und andere Menschen unterscheiden kann, geschweige denn ein Verständnis von den Gefühlen und Intentionen anderer Menschen. Umso älter wir werden, desto besser wird unser Verständnis von unserer eigenen Psyche und vom psychischen Zustand anderer Menschen. Da Mentalisieren ein komplexer Vorgang ist, ist er auch fehleranfällig. Es kommt häufig vor, dass wir andere Menschen nicht richtig einschätzen. Mentalisieren ist besonders fehleranfällig, wenn wir Angst haben und wenn wir keine Kapazität haben, unsere Einschätzungen zu prüfen. Bei der Persönlichkeitsstörung kann es auf verschiedene Weisen zu Problemen beim Mentalisieren kommen und dies kann dann Probleme verfestigen, etwa wenn wir eine Reaktion eines anderen Menschen als Angriff missverstehen und dann gestresst sind und diese Fehlannahme nicht mehr korrigieren können.

Mentalisieren kann automatisch und schnell, aber auch langsam und überlegt stattfinden. Manchmal reicht ein kurzes Lächeln beim Gegenüber und wir sind überzeugt davon, dass er oder sie uns belächelt und nicht ernst nimmt. Durch langsames Mentalisieren können wir diesen ersten Eindruck nochmals überprüfen und gegebenenfalls korrigieren, denn es kann noch viele andere Erklärungen für das kurze Lächeln geben. Es gilt z. B. als recht typisch für die Borderline-Persönlichkeitsstörung, dass das schnelle Mentalisieren überwiegt und der erste Eindruck nicht mehr gut korrigiert werden kann.

Mentalisieren erfolgt sowohl in Bezug auf sich selbst als auch auf andere. Auch hier kann es zu Problemen kommen, etwa wenn man entweder überwiegend mit sich selbst beschäftigt ist und dann nicht gut auf die Reaktionen von anderen achtet oder wenn man zu sehr auf andere achtet und seine eigenen Gefühle und Bedürfnisse nicht berücksichtigt.

Gelingendes Mentalisieren ist wichtig, um im sozialen Kontext gut funktionieren zu können. Es hilft etwa dabei,

- zu verstehen was zwischen Menschen geschieht,
- sich selbst zu verstehen (eigene Normen, Werte und Bedürfnisse),
- empathische Kommunikation, auch unter Anspannung, aufrechtzuerhalten,
- die eigenen Gefühle zu regulieren,
- Missverständnisse zu vermeiden sowie

- den Zusammenhang zwischen Gefühlen und Verhalten besser zu verstehen, um aus schädlichen Mustern, die sich verfestigt haben, auszubrechen.

In der Mentalisierungsbasierten Therapie geht es somit vorwiegend darum, gelingendes Mentalisieren zu üben und zu fördern. Dies kann sowohl in Einzel- wie auch in Gruppentherapie oder in Kombination erfolgen. Die Mentalisierungsbasierte Therapie gehört zu den psychodynamischen (psychoanalytisch begründeten) Psychotherapieverfahren.

Übertragungsfokussierte Therapie

Die Übertragungsfokussierte Therapie (oft als TFP abgekürzt, nach dem englischen Namen *transference-focused psychotherapy*) gehört ebenfalls zu den psychoanalytisch begründeten Verfahren. Im Fokus der Therapie steht das Geschehen zwischen Patient bzw. Patientin und Therapeut bzw. Therapeutin. Übertragung ist ein Grundbegriff der Psychoanalyse und meint, dass Menschen Beziehungserfahrungen aus der Vergangenheit in jede neue Beziehung zu einem anderen Menschen unbewusst übertragen. Erfahrungen aus der Kindheit, die wir mit Eltern, Geschwistern oder anderen engen Bezugspersonen gemacht haben, tauchen daher in der Beziehung zur Therapeutin oder zum Therapeuten wieder auf. Wir haben somit unvermeidbar bestimmte Gefühle, Einstellungen, Erwartungen und Wünsche, die jede unserer Beziehungen beeinflussen. Die TFP zielt darauf ab, diese Beziehungserwartungen direkt in der therapeutischen Beziehung besser zu verstehen und zu bearbeiten.

Das Übertragungskonzept gehört zur Grundlage aller psychoanalytisch begründeten Verfahren und wird daher nicht nur in der TFP verwendet. Die Überschneidungen zur tiefenpsychologischen Psychotherapie und Psychoanalyse sind somit hoch. Tendenziell wird das Geschehen zwischen Therapeutin bzw. Therapeut und Patientin bzw. Patient in der TFP aber rascher thematisiert und bearbeitet, während in der klassischen Psychoanalyse abgewartet wird, sodass sich das Übertragungsgeschehen weiter entwickeln kann.[8]

Intensive Psychodynamische Kurzzeittherapie

Die *intensive short-term dynamic psychotherapy* nach Davanloo (ISTDP) gehört zu den psychoanalytisch begründeten Verfahren. Der Therapeut bzw. die Therapeutin übernimmt eine vergleichsweise aktive Rolle, mit dem Ziel, konflikthafte Emotionen, Impulse und Gedanken rasch bewusst zu machen. Die Abwehrmechanismen, die hierbei aufkommen, werden dabei konfrontiert und reflektiert. Dabei ist es wichtig, dass Therapeut bzw. Therapeutin und Patient bzw. Patientin das Angst- und Anspannungsniveau im Blick behalten. Die Angst bzw. die Anspannung im »produktiven Bereich«, also in der quergestreiften Muskulatur bleiben (tiefes Ausatmen, Unruhe in den Händen und Füßen und Schulteranspannung als Marker). Wird die Angst zu groß und zeigt sich etwa durch Magen- und Darmbeschwerden, Kopfschmerzen, Seh-, Konzentrations- und Denkstörungen, soll die Anspannung wieder reduziert werden. Gemeinsam wird dann erforscht, welches konflikthafte Gefühl, welche Erinnerung oder welcher unterdrückte Impuls ursächlich für den Anstieg der Anspannung ist. Das Verfahren wurde vorwiegend in Amerika entwickelt. In Deutschland gibt es zurzeit zwei Fachgesellschaften, die um Fortbildungen und Austausch bemüht sind.[9] Auch wenn Kurzzeittherapie verführerisch klingt, kann die ISTDP-Behandlung von Persönlichkeitsstörungen bis zu 120 Stunden in Anspruch nehmen. »Kurzzeit« ist hier eher im Kontrast zu den oft mehrjährigen psychoanalytischen Behandlungen zu sehen.

---

8 Mehr Informationen zu dem Therapieverfahren sowie zu deutschsprachigen Therapeuten und Therapeutinnen finden Sie unter https://www.tfp-institut-muenchen.de ebenso wie https://istfp.org.
9 Weitere Informationen finden sich unter https://istdp.de/ und https://www.istdp.de. Auch in der Schweiz gibt es eine eigene Gesellschaft (https://www.istdp.ch/de).

Dialektisch-Behaviorale Therapie

Die Dialektisch-Behaviorale Therapie (DBT) gehört zu den verhaltenstherapeutischen Verfahren. Sie wurde zur Behandlung von Menschen mit Borderline-Persönlichkeitsstörung entwickelt. Dialektik bezeichnet in der DBT das Spannungs- oder Wechselverhältnis zwischen der Akzeptanz von problematischem Verhalten auf der einen und dem Ziel dieses zu verändern auf der anderen Seite. Die DBT versucht zentrale Probleme der leichten emotionalen Verletzbarkeit und die Schwierigkeiten bei der Emotionsregulation zu behandeln, die typisch für die Borderline-Störung sind.

Bei der schweren Borderline-Störung kommt es häufig zu Krisen durch starke emotionale Anspannung. Dies kann dann zu schädlichem Verhalten führen, wie z. B. Selbstverletzung, Drogenkonsum oder zu Suizidversuchen. Eine DBT beginnt damit, einen Umgang mit diesen möglichen Krisen zu finden und gibt drei Ziele vor: 1) überleben, 2) die Therapie aufrechterhalten und 3) Kontrolle über das krisenerzeugende Verhalten gewinnen. Weitere Ziele können sich dann an den persönlichen Problemen orientieren, wenn die ersten drei aufrechterhalten werden können. Bei den anderen Therapieverfahren werden derartige Krisen natürlich auch behandelt und innerhalb einer Behandlungshierarchie geordnet. Die DBT hat diese Punkte wohl am deutlichsten ausformuliert und stellt diese als zentrales Element der Therapie dar.

Einen wesentlichen Teil der DBT stellt das Skills-Training dar. »Skill« ist ein englisches Wort und bedeutet etwa »Fähigkeit« oder »Fertigkeit«. Am bekanntesten ist der »Skills«-Begriff wohl für Maßnahmen zur Reduktion starker Anspannung. Dies sind Möglichkeiten, die man üben und anwenden kann, wenn einen massive Anspannungszustände überkommen. Im nachfolgenden Kasten sind einige Beispiele aufgeführt.

> **Skills zur Anspannungsreduktion**
>
> Diese Skills wirken im Wesentlichen über »Ablenkung« durch starke Sinnesreize.
>
> - Chilischote, Chili-Gummibärchen oder frischen Ingwer kauen
> - geschmacklich intensive Bonbons lutschen oder Kaugummis kauen
> - aufmunternde, rhythmische Musik hören (evtl. mit Kopfhörern, um niemanden zu stören)
> - ein einfaches Computer- oder Smartphonespiel spielen
> - ätherische Öle oder Ammoniak riechen
> - Eiswürfel oder Coolpack auf die Haut legen
> - heiß oder kalt duschen (nicht verbrühen dabei!)
> - Finalgon-Salbe auf die Haut auftragen
> - mit einem Igelball über die Haut rollen oder Fußsohlen darauf abrollen

In der DBT gibt es eine ganze Menge weiterer Skills, welche auf fünf Module des Skills-Trainings aufgeteilt sind: 1) Achtsamkeit, 2) Stresstoleranz, 3) Umgang mit Gefühlen, 4) zwischenmenschliche Fertigkeiten und 5) Selbstwertsteigerung. Diese werden im Verlauf angewendet, wenn die ersten drei Ziele erfüllt werden können.

Schematherapie

Die Schematherapie ist eine Weiterentwicklung der kognitiven Verhaltenstherapie und greift psychodynamische Elemente mit auf. Schema bezeichnet hier ein früh (in der Kindheit) erworbenes Muster von Überzeugungen und Verhaltensweisen, welches im Erwachsenenleben aktiviert werden kann, aber nicht mehr gut in den veränderten Lebensbedingungen funktioniert. In der Therapie geht es darum, diese Schemata zu erkennen (sie sind den Patienten und Patientinnen in der Regel nicht bewusst) und zu bearbeiten, damit sie zu weniger Problemen im Erwachsenenalter führen. Die Schematherapie beschreibt fünf Schemabereiche (Domänen) mit jeweils typischen problematischen Schemata. Ein Überblick dazu ist im nachfolgenden Kasten aufgeführt.

Schemadomänen der Schematherapie

Distanziertheit und Ablehnung: Schemata in diesem Bereich beschreiben Menschen mit einem hohen Bedürfnis der Verlässlichkeit, Zugehörigkeit, Sicherheit und Zuneigung. Allerdings haben sie eine tiefe Überzeugung, dass diese Bedürfnisse nicht erfüllt werden können. Dies führt dazu, dass sie keine nahen Beziehungen eingehen, um Verletzungen zu vermeiden oder sich auf schädliche Beziehungsmuster (z. B. mit viel Abhängigkeit) einlassen. Dies kann dann dazu beitragen, dass ihre problematische Überzeugung immer wieder bestätigt und verfestigt wird.

Beeinträchtigung von Autonomie und Leistung: Menschen in diesem Schemabereich glauben, dass sie im Vergleich zu anderen nicht in der Lage sind, selbstständig zurechtzukommen. Dies führt dazu, dass sie dazu tendieren sich Beziehungen zu Menschen zu suchen, die diese scheinbaren Defizite ausgleichen. Die Folgen sind, dass sie selbst die Erfahrung der Selbstständigkeit und Autonomie nicht machen können, in einer abhängigen Position verbleiben und die Selbstwertbeeinträchtigungen sich fortsetzen, ohne bearbeitet zu werden.

Beeinträchtigungen im Umgang mit Grenzen: Menschen aus diesem Bereich haben tendenziell ein Problem damit, Grenzen anderer Menschen wahrzunehmen oder zu respektieren, etwa weil sie eigene Bedürfnisse immer als wichtiger wahrnehmen. Dies kann dazu führen, dass sie in Beziehungen schnell Ablehnung erfahren oder Partner bzw. Partnerinnen finden, welche die Grenzverletzungen akzeptieren. Dies kann dann die Überzeugung verstärken, die Grenzen anderer immer wieder überschreiten zu dürfen.

Fremdbezogenheit: Diese Menschen tendieren immer wieder dazu ihre Bedürfnisse zurückzustellen oder sich als unwichtig zu erleben. Sie sind häufig sehr bemüht Bedürfnisse von anderen zu erfüllen und können dafür auch Bestätigung erfahren, allerdings bleiben eigene Bedürfnisse dann oft unerfüllt.

> *Übertriebene Wachsamkeit und Gehemmtheit:* Menschen in diesem Bereich tendieren dazu ihre spontanen Impulse und Gefühle zu unterdrücken. Sie befürchten, dass sie die Kontrolle verlieren, wenn sie ihre »Triebe« zulassen und streben nach Rationalität und Perfektion. Die Umwelt erleben sie meist als unsicher und bedrohlich. Dies führt dazu, dass sie kaum positive Dinge lustvoll und spielerisch erleben können und meist ein recht unbefriedigendes Leben führen.

Die Annahme der Schematherapie, dass die Erfahrungen aus der frühen Kindheit in Form von tief verankerten Überzeugungen und Verhaltensweisen die Persönlichkeit prägen und bis ins Erwachsenenalter hinein Probleme machen könne, sind den Grundannahmen der psychoanalytischen und tiefenpsychologischen Theorie sehr ähnlich. Dies verdeutlicht, dass die verschiedenen Therapieansätze, auch wenn sie teilweise sehr unterschiedliche Begriffe verwenden, viele Überschneidungen haben.

Welches Psychotherapieverfahren ist das richtige für mich?

Grundsätzlich kann davon ausgegangen werden, dass alle Richtlinienverfahren wirksam bei der Behandlung der Persönlichkeitsstörung sein können, denn die Anerkennung als Richtlinienverfahren beruht auf einer ausführlichen wissenschaftlichen Überprüfung und Beurteilung dieser Verfahren.

Am wenigsten Forschung gibt es zur Systemischen Therapie bei Persönlichkeitsstörung. Dies liegt wohl nicht zuletzt daran, dass in der Systemischen Therapie psychische Störungen vorwiegend als eine Störung des Systems – also als eine Störung im zwischenmenschlichen Gefüge wie etwa innerhalb einer Familie – verstanden wird. In dieser Annahme liegt viel Wahrheit, da Menschen sich immer in einem sozialen Gefüge bewegen. Aus diesem Grund gibt es allerdings wenige theoretische Konzeptualisierungen der Persönlichkeitsstörung in der Systemischen Therapie und entsprechend auch kaum Studien. Dies bedeutet allerdings nicht, dass Systemische Therapie bei Persönlichkeitsstörung nicht hilfreich ist.

Wir können keine allgemeine Empfehlung für eines der Verfahren geben, da alle Verfahren hilfreich sein können. Wir empfehlen, dass Sie sich mit den verschiedenen Ansätzen befassen (etwa hier in diesem Ratgeber und unter der oben genannten Webseite der einzelnen Therapieschulen) und überlegen, von welchem Ansatz Sie sich am ehesten angesprochen fühlen. Wenn Sie unsicher sind, können Sie auch Termine mit verschiedenen Therapeutinnen oder Therapeuten vereinbaren, damit Sie sich einen besseren Eindruck verschaffen können.

Falls Sie bereits eine ambulante Psychotherapie gemacht haben, kann es sein, dass die Psychotherapie-Richtlinie einen Verfahrenswechsel vorsieht. Wenn beispielsweise eine tiefenpsychologische Psychotherapie Ihnen nicht geholfen hat, kann es sein, dass die gesetzliche Krankenversicherung Ihnen eine erneute tiefenpsychologische Behandlung nicht bewilligt, jedoch eine Systemische Therapie oder eine Verhaltenstherapie. Haben Sie bereits mehrere Einzeltherapien ohne Erfolg genutzt, könnte eine Gruppentherapie Besserung bringen. Dazu kann Ihre Krankenversicherung Sie beraten.

Wie finde ich eine gute Psychotherapeutin oder einen guten Psychotherapeuten?

Eine einfache Antwort gibt es nicht. Oft ist zu lesen, dass »die Chemie stimmen müsse«. Damit ist wohl gemeint, dass Sie rasch den Eindruck gewinnen, dass Sie dem Therapeuten bzw. der Therapeutin vertrauen können und sich verstanden fühlen – kurz, dass ein guter Beziehungsaufbau schon nach einer oder wenigen Sitzungen gelingt. Nun gehört es aber zu den Kernproblemen der Persönlichkeitsstörung, dass »die Chemie« durch die Bindungsstörung gestört ist. Es gelingt eben nicht, schnell eine vertrauensvolle und emotionale Beziehung aufzubauen. Im Wege stehen bisherige Beziehungserfahrungen, Misstrauen, Angst vor den eigenen Gefühlen sowie Angst vor echter emotionaler Nähe und hierdurch erlebter Abhängigkeit. Einige Patientinnen und Patienten, die wir in der Klinik kennengelernt haben, berichteten von vielen erfolglosen Versuchen »den richtigen Therapeuten« zu finden. Oft haben sie sich nicht verstanden gefühlt haben und frustriert die Suche aufgegeben. Andere Male fanden sie die Therapeutin wunderbar und einfühlsam, jedoch gab es keine langanhaltenden Verbesserungen. Je bewusster Ihnen ist, dass die Persönlichkeitsstörung Ihnen (auch hier) das Leben schwermacht, umso einfacher könnte es gelingen genau darüber mit einem Therapeuten oder einer Therapeutin in einen guten Austausch zu kommen.

Für die Auswahl von Therapeutinnen und Therapeuten können wir folgende Anhaltspunkte geben:

- Wir empfehlen eine Therapeutin oder einen Therapeuten mit Kassenzulassung. Dies garantiert ein geprüftes und hohes Qualifikationsniveau und ermöglicht die Kostenübernahme durch die gesetzliche Krankenversicherung.
- Fragen Sie die Therapeutinnen und Therapeuten nach ihrem Therapieansatz und lassen Sie sich offene Fragen erklären.
- Verlassen Sie sich nicht auf Ihren ersten Eindruck und kommen Sie zu mehreren (probatorischen) Sitzungen.
- Sprechen Sie all Ihre Zweifel an Ihrem Therapeuten bzw. Ihrer Therapeutin direkt dort an! Geben Sie sich die Chance, Ihre Zweifel und Sorgen in einem Gespräch mit dem Therapeuten bzw. der Therapeutin besser zu verstehen.
- Fragen Sie den Therapeuten bzw. die Therapeutin, wie sie Fort- und Rückschritte überprüft. Therapiefortschritte und -rückschritte sollten innerhalb der Therapie durch Fragebögen versucht werden zu objektivieren.

Auch für Sie können wir folgende Anhaltspunkte geben, um bestmöglich von der Therapie zu profitieren. Überprüfen Sie folgende Punkte selbst:

- Sprechen Sie Konflikte und Kränkungen innerhalb der Therapie an? Oder übergehen Sie diese wie vielleicht in Ihrem Leben?
- Denken sie ständig an einen Therapieabbruch? Falls ja, sprechen sie die Gründe hierfür mit ihrer Therapeutin bzw. Therapeuten an?
- Geben Sie Feedback, falls die Sitzung zu anstrengend war? Sind Sie mit Angstsymptomen aus der Sitzung gegangen?

- Sprechen Sie unangenehme Themen nicht an, um dem Therapeuten bzw. der Therapeutin zu gefallen?
- Sind Sie offen für die Sichtweisen Ihres Gegenübers, auch wenn sie unangenehm sind?
- Fokussieren Sie sich auf ein gemeinsam definiertes Ziel?
- Sind Sie bereit, unangenehme und angstinduzierende Themen anzugehen?
- Bringen Sie auch freudige Momente und Stolz in die Therapie ein?
- Hat sich das Bild Ihres Therapeuten bzw. Ihrer Therapeutin über die Zeit verändert? Nehmen Sie menschliche Stärken und Schwächen wahr?

Einzelpsychotherapie oder Gruppenpsychotherapie?

Generell ist eine Psychotherapie als Einzeltherapie, als Gruppentherapie oder als Kombination von beidem möglich. Viele Patientinnen und Patienten vermuten, dass eine Einzeltherapie wirksamer sein müsse, da sich der Therapeut bzw. die Therapeutin ganz auf sie konzentrieren kann. Die Psychotherapieforschung zeigt allerdings etwas anderes: Gruppentherapie ist mindestens genauso wirksam wie Einzeltherapie.

Wir halten Gruppenpsychotherapie gerade bei der Persönlichkeitsstörung für besonders sinnvoll. Die vier Hauptprobleme der Persönlichkeitsstörung (Nähe, Selbststeuerung, Identität und Empathie) können in einer Gruppe besonders gut adressiert werden. Es sind immer mehrere andere Menschen, zu denen sich eine jeweils eigene Beziehung aufbaut und über die Zeit verändert. Die Gruppe ermöglicht es auf vielfältige Weise, unterschiedliche Beziehungen einzugehen und Gründe für Antipathien oder Sympathien zueinander zu verstehen. Die Reaktion der anderen, mögen sie noch so unterschiedlich sein, können dabei helfen, auch im Alltag die möglichen Reaktionen von Freunden und Freundinnen, Kollegen und Kolleginnen sowie der Familie besser zu verstehen. In Bezug auf das Selbst bieten Gruppen ein besonders hohes Maß an Reflexionsmöglichkeit, da immer mehrere Fremdwahrnehmungen zur Verfügung stehen. Dies lässt sich anschaulich am »Johari-Fenster« darstellen (▶ Abb. 9.1).

9 Behandlung

	mir bewusst	mir unbewusst
anderen bewusst	**1** „öffentlich" bekannt freie Kommunikation möglich	**2** „mein blinder Fleck" kann mir durch Teilen der Fremdwahrnehmung bewusst werden
anderen unbewusst	**3** „mein Geheimnis" muss eventuell verborgen oder „geschützt" werden	**4** Unbewusstes

Abb. 9.1: Das Johari-Fenster illustriert bewusste und unbewusste Persönlichkeits- und Verhaltensmerkmale zwischen einem Selbst und einer Gruppe (Schlauer emu, https://commons.wikimedia.org/wiki/File:Johari2.svg, lizensiert unter CC-BY-SA, https://creativecommons.org/licenses/by-sa/4.0/, modifiziert)

Eine Gruppentherapie bietet die Möglichkeit die Felder 2 und 3 des Johari-Fensters zu bearbeiten und in den Kommunikationsbereich von Feld 1 zu überführen. Die freie Kommunikation ist in der Regel entlastend und erhellend. Problematisch sind die Felder 2 und 3. Im »blinden Fleck« liegen Eigenschaften und Verhaltensweisen, die einen Einfluss auf andere haben, ohne dass wir selbst dies bemerken. Erst wenn uns das bewusst wird, etwa durch die Rückmeldungen aus der Gruppe, besteht die Chance, dass wir uns damit bewusst und aktiv auseinandersetzen können. In Feld 3 liegt alles, was wir verbergen, weil es unangenehm, schambesetzt oder »unwichtig« erscheint. Es ist belastend und anstrengend, etwas von sich verbergen zu müssen, und eine große Erleichterung, wenn es bekannt und akzeptiert wird.

Wir haben in Gruppen die Erfahrung gemacht, dass nahezu alles gesagt werden kann und die Gruppe noch enger zusammenwächst. Selbst in den recht kurzen klinischen Gruppen haben sich Patienten und Patientinnen, wenn sie sich innerhalb der Gruppe sicher fühlten, mit ihren schamhaftesten Themen eingebracht. Von Inzesterfahrungen, Missbrauch, Schulden, ehemaligem Drogenmissbrauch bis zu Suizidgedanken, Prostitution und sogar pädophilen Tendenzen konnte alles ausgesprochen werden. Die Selbstoffenbarung wurde nicht ohne gewisse Bewunderung für den hierzu notwendigen Mut von anderen Mitgliedern gelobt. Oft halfen sie anderen dabei, schambesetzte Themen überhaupt anzusprechen. Zum Ende der Therapien nannten viele der Patienten und Patientinnen ihre Selbstoffenbarung innerhalb der Gruppe als wichtigsten Punkt der Therapie. Sie hätten meist in der Erwartung gelebt, bei einer Selbstoffenbarung oder zufälligem Bekanntwerden von anderen ausgestoßen oder entwertet zu werden.

Prinzipiell trifft das Johari-Fenster auch auf Einzeltherapien zu, allerdings stehen in einer Gruppentherapie gleich mehrere Menschen zur Verfügung, um Ihre Selbstwahrnehmung der Fremdwahrnehmung entgegenzusetzen. Ihre unbewussten Eigenschaften und Verhaltensweisen werden also nicht nur von einer Person betrachtet, sondern von mehreren. Eine typische ambulante Gruppe besteht aus sechs bis neun Patienten und Patientinnen. Ein Supervisor von uns sagt zur Begrüßung seiner neuen Patienten und Patientinnen stets, dass in der Gruppe neun Therapeuten und Therapeutinnen säßen. Allein das kann die Angst vor der geringen Gruppeneffektivität deutlich reduzieren. Die (Fremd-)Wahrnehmungskapazität einer Gruppe ist um ein Vielfaches höher als die eines einzelnen Therapeuten bzw. einer einzelnen Therapeutin. Selbst die Fehler von Therapeuten und Therapeutinnen können durch die Gruppe aufgegriffen und thematisiert werden. Häufig erleben es Patienten und Patientinnen auch als angenehmer, wenn andere Mitpatienten und Mitpatientinnen, deren Geschichten und Konflikte sie bereits gehört haben, ihr Verhalten empathisch konfrontieren, die Ambivalenz aufzeigen oder ihnen in Konflikten den Rücken stärken.

Das folgende Fallbeispiel soll dazu dienen, den Prozess des empathischen Konfrontierens zu verdeutlichen.

Fallbeispiel: Empathische Konfrontation in einer Gruppensitzung

In einer (fiktiven) tiefenpsychologisch orientierten Gruppenpsychotherapiesitzung, in der sich alle Mitglieder schon einige Zeit lang kennengelernt haben, wird Tim von den anderen Mitgliedern bezüglich seines Sich-Verschließens konfrontiert. Die Überlegungen und die Hinweise der Gruppenmitglieder ermöglichen es ihm, sich seines Verhaltes bewusster zu werden und seine »blinenden Flecke« zu reflektieren.

Lisa (Mitpatientin): Weißt du Tim, wir wollen dir nahe sein und dich hier in der Gruppe verstehen. Aber du verschränkst die Arme und drehst dich von uns weg! Du hast mal gesagt, dass du hier bist, weil du Schwierigkeiten mit anderen Menschen hast, die sich nicht für dich interessieren. Aber hier habe ich das Gefühl, du interessiert dich nicht für uns. Dabei wollen wir dich alle verstehen.

Aman (Mitpatient): Ja, ich sehe das genauso wie Lisa. Du verschließt dich vor uns und das passt nicht zu Deinem Wunsch.

Petra (Mitpatientin): Ja, aber ihr beide übersieht etwas. Tim hat erst in den letzten drei Stunde von uns abgewandt. Das war die Stunde, als er über seine Beziehung sprach. Ich hatte den Eindruck, dass dieses Thema noch nicht abgeschlossen war. Wir sind aber in den nächsten Stunden zu anderen Themen gekommen. Vielleicht wendet er sich von uns ab, weil er denkt das wir uns von ihm abgewandt haben.

Lisa (Mitpatient): Du hast recht! Es ist hier genau wie in seiner Familie.

Aman (Mitpatient): Mich ärgert das aber auch, ich wünschte er würde etwas sagen, statt sich zu verschränken. Was hält ihn nur davon ab?

Tim schaut unterdessen auf und merkt, dass die anderen sich über ihn Gedanken machen. Sie sind wohlwollend und doch nicht zurückhaltend. Er blickt noch niemanden an.

Lisa (Mitpatientin): (schaut Tim an) Ich glaube Du bist ganz schön hin und her gerissen. Du willst mit uns reden, aber wir haben Dich auch verletzt. Du haderst mit uns, ob Du es hier offen ansprechen darfst.

Zu den Voraussetzungen für eine Gruppentherapie gehört zunächst die Bereitschaft sich mit seinen »blinden Flecken« (Feld 2) und seinen »Geheimnissen« (Feld 3) auseinandersetzen zu wollen. Außerdem muss es gelingen, einen Umgang mit Ängsten vor der Gruppe zu finden. Viele Patientinnen und Patienten äußern starke Ängste vor einer Gruppentherapie. Es sei »zu unangenehm mit so vielen Menschen« oder sie »wollen nicht im Mittelpunkt stehen«. Solche Ängste wahrzunehmen ist ein wichtiger Schritt, denn sie hängen fast immer mit bisherigen Kränkungserfahrungen in Gruppen zusammen. Denken Sie nur einmal an Ihre Schulzeit zurück. Menschen mit einer Persönlichkeitsstörung haben oft negative Gruppenerfahrungen gemacht, die hier korrigiert werden können. Ein weiterer Vorbehalt gegenüber Gruppen liegt in der Wahrnehmung der Gruppenmitglieder: »Wie sollen die mir helfen können, wenn die auch alle krank sind?« Ist dies Ihre Sorge, dann vergegenwärtigen Sie sich, dass alle Menschen trotz ihres »blinden Flecks« und einer »Störung« auch viele Stärken mitbringen. Eine Patientin mit einer Impulsstörung sagt vielleicht in einer Gruppe etwas, das ein ängstlicher Patient gerne gesagt hätte. Zudem bringt jeder Mensch seine eigene Biografie mit und ist sensibel für ganz bestimmte Themen. Neun verschiedene Biografien mit ihrer eigenen Wahrnehmungskapazität helfen die einzelnen »blinden Flecke« durch Vielfalt auszugleichen.

9 Behandlung

Wie gut hilft Psychotherapie bei einer Persönlichkeitsstörung?

Die Studienlage zur Wirksamkeit von Psychotherapie bei Persönlichkeitsstörungen lässt sich einfach zusammenfassen: Psychotherapie hilft! Wir müssen jedoch hinzufügen: aber leider nicht immer. Es lässt sich vorab nicht sicher vorhersagen, ob die Behandlung einer bestimmten Person hilft oder nicht. In der Leitlinie zur Borderline-Persönlichkeitsstörung wird folgende Einschätzung zur Wirksamkeit gegeben: Etwa ein Drittel der Behandelten erreichen nach 12 Monaten eine Remission (das bedeutet, nach einem Jahr Behandlung ist die Symptomatik so weit gebessert, dass die Diagnosekriterien nicht mehr erfüllt sind). Ein weiteres Drittel der Behandelten erreicht eine Remission nach etwa zwei Jahren und das übrige Drittel braucht eine noch längere Behandlung. Wir halten diese Daten für ausgesprochen ermutigend, da die Borderline-Störung zu den schwereren Formen der Persönlichkeitsstörung zählt und die Persönlichkeitsstörung bei den meisten Patientinnen und Patienten schon seit Jahren und Jahrzehnten vorliegt!

Patientinnen und Patienten aus dem Drittel, bei denen die Behandlung am schwierigsten ist und am längsten dauert, haben in der Regel weitere schwere psychische (oder körperliche) Störungen wie Abhängigkeiten, Essstörungen oder eine Posttraumatische Belastungsstörung. Daher ist es besonders wichtig, über all diese Dinge zu sprechen, damit eine möglichst gute Behandlung erfolgen kann.

Wenn Sie über die lange Behandlungsdauer frustriert sind, dann sprechen Sie mit Ihrer Therapeutin oder Ihrem Therapeuten hierüber und suchen gemeinsam nach dem Grund. Wünschen Sie sich Veränderungen an Stellen, die man gar nicht verändern kann? Sind Ihre Ansprüche zu groß? Dürfen menschliche Schwächen nicht sein? Übersehen Sie bisherige Fortschritte? Haben Sie einen Grund gefunden und denken, dass ein Jahr Psychotherapie trotzdem zu viel ist, dann rechnen Sie kurz nach: Ein Jahr Psychotherapie mit Krankheits- und Urlaubsausfällen sind etwa 40 Therapiestunden à 50 Minuten. Das sind etwa 33 Stunden – weniger als zwei Tage ihres Lebens. Eine ganz schön kurze Zeit, wenn man bedenkt, dass die Störung meist seit Jahren oder Jahrzehnten vorliegt!

Welche unerwünschten Wirkungen können in der Psychotherapie auftreten?

Wie bei allen anderen Behandlungsformen (seien es Medikamente oder Operationen) kann es auch in der Psychotherapie zu Nebenwirkungen kommen. Im Gegensatz zu einem Medikament, dass nun einmal wirkt, wie es wirkt, ist die Psychotherapie ein wechselseitiger Prozess zwischen Menschen. Wirkung und Nebenwirkung können sich allein durch den Umgang der Beteiligten damit verändern. Wir halten es daher für sehr wichtig, über alle unerwünschten oder unangenehmen Dinge mit dem Therapeuten bzw. der Therapeutin zu sprechen.

Die häufigste »Nebenwirkung« der Psychotherapie ist wohl das Auftreten von unangenehmen emotionalen Zuständen. Allerdings halten wir eine intensive Beschäftigung gerade auch mit zunächst unangenehmen Gefühlen für einen zentralen Wirkfaktor der Psychotherapie. Dies lässt sich anschaulich an der Expositionsbehandlung erkennen. Bei Angststörungen ist die Expositionsbehandlung eine der wirksamsten Therapieoptionen. Bei sozialen Ängsten kann es somit sehr wichtig sein, sich bewusst und geplant angstbesetzten sozialen Situationen auszusetzen (z. B. einen Vortrag halten), um die Erfahrung zu machen, dass die Angst zu bewältigen ist. Dies funktioniert aber nur, wenn bei der Exposition auch wirklich Angst ausgelöst wird, auch wenn dies ein unangenehmes und unerwünschtes Gefühl ist.

Ähnliches gilt auch für andere Therapieansätze. Entscheidend ist dabei, dass die unangenehmen Gefühle möglichst nicht »zu stark« werden sollen. »Zu stark« ist hierbei zunächst vom subjektiven Empfinden abhängig; sie sind aber insbesondere dann »zu stark«, wenn die unangenehmen Gefühle zu selbstschädigendem Verhalten (wie z. B. Alkohol- oder Drogenkonsum oder Selbstverletzung) oder zu heftigsten körperlichen Beschwerden wie Tinnitus, Migräne, Durchfall oder Übelkeit und Erbrechen führen. Auch hier ist es entscheidend, darüber zusammen mit dem Therapeuten bzw. der Therapeutin zu sprechen und nach Lösungen zu suchen.

Die nachfolgende Tabelle (▶ Tab. 9.1) zeigt eine Übersicht möglicher Nebenwirkungen von Psychotherapie mit kurzen Bemerkungen.

Tab. 9.1: Mögliche Nebenwirkungen der Psychotherapie

Nebenwirkung	Bemerkung
Zunahme von Symptomen wie Angst oder Depressivität	Gerade bei Persönlichkeitsstörungen kann allein die Beschäftigung mit den zentralen Themen und/oder das therapeutische Beziehungsangebot Symptome wie Angst oder Depression auslösen.
zu starke emotionale Bindung an Psychotherapeut*in	Eine emotionale Bindung ist wichtig für die Psychotherapie, sie kann aber auch »zu stark« werden. So kann es zu Verliebtheit oder zu Abhängigkeit kommen und die Lösung daraus kann sehr schmerzhaft sein (wenn dies dann gelingt, aber auch sehr heilsam).
Störungen der therapeutischen Beziehung bis hin zum Therapieabbruch	Zwischenmenschliche Probleme können auch in der therapeutischen Beziehung auftreten. Hier ist entscheidend, ob es möglich ist, diese gemeinsam zu reflektieren und zu klären. Ein vorzeitiger Therapieabbruch kann sehr frustrierend wirken.
Konflikte zwischen Patient*innen in Gruppentherapien	Konflikte sind zwar meist unangenehm, gehören aber zum alltäglichen Miteinander zwischen Menschen. Auch hier ist es somit entscheidend, ob die auftretenden Konflikte gelöst oder geklärt werden können.
Probleme im Lebensumfeld	In einer Psychotherapie geht es fast immer darum, wie es Ihnen mit Ihrer Familie, Freunden, Partner*innen geht. Oft werden Ihnen Probleme in diesen Beziehungen erst im Laufe der Therapie bewusst. Wenn Sie während der Therapie also beginnen, sich zu verändern und nicht Ihrem »gewohnten Rollenmuster« zu folgen, kann dies zu Konflikten oder auch Brüchen mit engen Bezugspersonen führen. Es kann aber natürlich auch zu positiven Entwicklungen mit mehr Nähe und Vertrautheit kommen.

Tab. 9.1: Mögliche Nebenwirkungen der Psychotherapie – Fortsetzung

Nebenwirkung	Bemerkung
Demoralisierung, wenn Probleme im Therapieverlauf als immer komplexer erkannt werden	Gerade bei der Persönlichkeitsstörung entwickelt sich oft erst im Laufe der Therapie ein Bewusstsein für das Ausmaß der Probleme und deren Komplexität. Dies kann dann erschlagend und überwältigend wirken. Dahinter steht aber insbesondere die Frage, ob Sie bereit sind, sich wirklich offen und ehrlich mit all Ihren Problemen zu befassen.

Die Tabelle ist adaptiert nach Tabelle 35 der nationalen Versorgungsleitlinie zur unipolaren Depression, Version 3 von 2022 (https://www.leitlinien.de/themen/depression/version-3)

Behandlung im Krankenhaus

Eine Behandlung schwerer psychischer Störungen kann auch in Krankenhäusern erfolgen. Es gibt Kliniken für Psychosomatische Medizin und Psychotherapie und Kliniken für Psychiatrie und Psychotherapie. Es müssen allerdings bestimmte Voraussetzungen erfüllt sein, damit eine Krankenhausbehandlung erfolgen kann und die Krankenversicherung die Behandlung bezahlt. Die wesentliche Voraussetzung ist, dass eine ambulante Behandlung nicht ausreichend wäre, um die aktuellen Schwierigkeiten zu bewältigen.

Kliniken behandeln in Tageskliniken oder stationären psychotherapeutischen Stationen. Diese bieten in der Regel multimodale Therapieangebote an. Das bedeutet, dass verschiedene Therapien kombiniert werden. Meist umfasst dies die ärztlichen Visiten, psychotherapeutische Einzelgespräche, psychotherapeutische Gruppengespräche und Kreativverfahren wie Tanz-, Kunst- oder Musiktherapie. Hinzukommen regelmäßige achtsamkeitsbasierte oder physiotherapeutische Entspannungsverfahren. Die Gruppe wird durch Rituale zur Aktivität stimuliert. So kann es zum Beispiel freitags ein gemeinschaftliches Kuchenbacken, wechselnde Küchendienste oder eine Wochenend-Spaziergruppe geben. Das Wechselspiel der verschiedenen Angebote ermöglich einen kreativen, körperlichen und intellektuellen Umgang mit den eigenen Schwierigkeiten in einer wohlwollenden gemeinschaftlichen Atmosphäre. Die meisten Kliniken bietet Ambulanzgespräche an, in denen sich Patienten und Patientinnen vorstellen können und die Indikation zu einer stationären oder teilstationären (tagesklinischen) Behandlung gestellt wird.

Natürlich kann eine Persönlichkeitsstörung nicht über acht oder zwölf Wochen behandelt werden. Die Behandlung bedarf eines längerfristigen Ansatzes. Kliniken bieten Patienten und Patientinnen in besonderen Fällen, z. B. bei schweren Essstörungen, Selbstverletzungen oder gleichzeitigen schweren körperlichen Erkrankungen, ggf. auch die Möglichkeit einer wiederholten Behandlung an. Die Idee hierbei ist, dass Patienten und Patientinnen eine ambulante Psychotherapie besuchen und im Falle von akuten Krisen die Möglichkeit einer zeitlich begrenzten klinischen Behandlung in Anspruch nehmen. Wir empfehlen in diesem Fall bei einer Klinik zu bleiben, um die Kontinuität zu wahren. So können Fort- und Rückschritte im biografischen Kontext bestmöglich verstanden werden.

Für psychische Krisen wie Suizidalität gibt es psychiatrische Akutkliniken. Bei Notfällen lässt sich Hilfe in ganz Deutschland über den ärztlichen Bereitschaftsdienst (116 117) oder den Rettungsdienst (112) erreichen.

Weitere Behandlungsmöglichkeiten

Medikamente

Es gibt keine Medikamente, die zur Behandlung der Persönlichkeitsstörung zugelassen sind. Da im Zusammenhang mit der Persönlichkeitsstörung häufig andere psychische Störungen, wie z. B. Angststörungen oder Depression, auftreten, kann es sinnvoll sein, diese Störungen mit Medikamenten zu behandeln. Eine Übersicht bietet die folgende Tabelle (▶ Tab. 9.2); auch hier ist natürlich eine genaue Prüfung dahingehend erforderlich, ob ein Medikament sinnvoll ist.

Tab. 9.2: Medikamentöse Behandlungsmöglichkeiten

Störung	Medikamente
Depression	Antidepressiva (z. B. Serotonin-Wiederaufnahmehemmer)
Angststörungen	Antidepressiva (z. B. können Serotonin-Wiederaufnahmehemmer auch bei Angststörungen wirksam sein) Angstlösende Medikamente wie Benzodiazepine können kurzfristig sinnvoll sein, es kann aber schnell zu Gewöhnung und Abhängigkeit.
Chronische Schmerzstörungen	Antidepressiva
Anspannungszustände	Neuroleptika (z. B. Promethazin oder Quetiapin)
Akute Suizidalität	Angstlösende Medikamente wie Benzodiazepine können kurzfristig sinnvoll sein (Neuroleptika wie z. B. Promethazin)
Aufmerksamkeits-Defizit-(Hyperaktivitäts-)Syndrom	z. B. Methylphenidat
Schlafstörungen	schlaffördernde Antidepressiva (z. B. Mirtazapin, Amitriptylin, Trazodon) Schlafmittel wie Zolpidem oder Zopiclon (möglichst nur kurzfristig) Histaminblocker Schlafrhythmus-fördernde Medikamente wie Melantonin
Bipolare Störung	stimmungsstabilisierende Medikamente wie Lithium

Selbsthilfe

Soweit uns bekannt ist, gibt es keine Selbsthilfegruppen speziell für Persönlichkeitsstörungen, mit Ausnahme der Borderline-Störung (z. B. https://borderline-plattform.de oder Borderline-Trialog). Insgesamt gibt es zahlreiche Selbsthilfegruppen für psychische Störungen; diese lassen sich etwa über die Website der Nationalen Kontakt- und Informationsstelle zur Anregung und Unterstützung von Selbsthilfegruppen (http://www.nakos.de) finden.

Achtsamkeit

Achtsamkeitsbasierte Ansätze scheinen bei den meisten psychischen Störungen hilfreich zu sein. Sie dienen vorwiegend zur Verbesserung der Selbstwahrnehmung und zum Abbau von Anspannung. Achtsamkeit basiert auf buddhistischer Meditationspraxis. Zur Grundidee gehört es, sich Zeit zu nehmen und möglichst bewertungsfrei auf die eigenen Gedanken, Gefühle und den Körper zu achten. Für die meisten Menschen ist es zunächst gar nicht einfach, »ruhig« zu werden, denn schnell kommen störende Empfindungen oder Gedanken auf, sei es ein Zwicken im Körper oder die Gedanken schweifen zu einem Problem auf der Arbeit oder zu noch unerledigten Aufgaben. Entscheidend für die Achtsamkeitspraxis ist es, sich nicht darüber zu ärgern oder zu verzweifeln, sondern genau das, was passiert, wieder möglichst bewertungsfrei zu beobachten: »Ah, jetzt zieht es in meiner Schulter, das empfinde ich als unangenehm« oder »Meine Gedanken haben sich jetzt mit dem Problem auf der Arbeit beschäftigt, dahin schweifen sie wohl gerne ab«. Dies lässt sich auch als Akzeptanz-Übung versehen, mit dem Ziel, das, was da ist, möglichst wertfrei zu akzeptieren, ohne direkt eine Konsequenz zu ziehen oder einem Handlungsdruck nachzugeben.

Es gibt Menschen, die sehr schnell in extrem unangenehme Anspannungszustände kommen, wenn sie versuchen etwas zur Ruhe zu kommen. Vermutlich sind sie dann so sehr von inneren psychischen Problemen belastet, dass sie sich ständig davon ablenken müssen und einen Moment der Ruhe nicht aushalten können, da sofort die belastenden Gefühle und Erinnerungen aufkommen. In solch einem Fall empfehlen wir eine psychiatrische oder psychotherapeutische Beratung, bevor achtsamkeitsbasierte Ansätze ausprobiert werden.

Schlusswort

Die Beschäftigung mit der Persönlichkeit scheint für nahezu jeden Menschen ein wiederkehrendes Thema zu sein. Die Arbeit mit und die Theorie von Persönlichkeitsstörungen war für uns stets der interessanteste Aspekt unseres Schaffens und half uns dabei, unsere eigenen Persönlichkeitsaspekte besser wahrzunehmen. Wir durften uns im therapeutischen Miteinander, gleich unseren Patienten und Patientinnen, weiterentwickeln und sind auch nach dem Schreiben dieses Buches nicht mehr dieselben. Sicherlich wird es Ihnen nach einer Therapie, wie aber auch nach dem Lesen dieses Buches, ähnlich ergehen. Dieser Prozess wird und kann nie ganz abgeschlossen sein.

Die Arbeit an sich selbst kann neben Angst, Scham und Unwillen auch erstaunlich viel Freude bereiten. Ist erst einmal die kindliche Neugier wieder in Fahrt gekommen, freut man sich die eigenen bislang verborgenen Gefühle sich selbst wie auch den engsten Mitmenschen gegenüber zu erkunden. Es macht Spaß die eigenen Fantasien, Wünsche und Impulse mit jemandem zu teilen, der sich wirklich interessiert. Wer das Glück hat, positive und negative Gemeinsamkeiten im Gegenüber zu erkennen, erlebt weniger Einsamkeit, innere Leere und depressive Symptome. Wir alle sind immer Teil unserer Umwelt. Das Leben eines Menschen lässt sich ohne seine Umwelt ebenso wenig verstehen wie das Leben eines Fisches ohne Wasser. Unser Wasser, das sind die Beziehungen und Menschen. Wir leben in sich stets wandelnden Beziehungen zu unseren Mitmenschen und benötigen diese, um ein gutes Leben zu führen

Wir haben alle die Möglichkeit, uns entgegen unserer Genetik und Kindheitserfahrungen neu zu entwickeln. Gleich dem berühmtesten Existenzialistenpärchen Jean-Paul Sartre und Simone de Beauvoir sehen wir die Freiheit darin, sich zu entscheiden. Wer wir sind, wird durch unsere

Entscheidungen beeinflusst. Unsere Therapie könnte man, ganz philosophisch, so ausdrücken: »Obwohl wir sind, wer wir sind, werden wir, wer wir sind«.

Wir werden niemals unsere Vergangenheit mit all ihren Erfahrungen ablegen können. Wir können jedoch neue Entscheidungen treffen, uns dem Alten zuwenden, es durcharbeiten und auch diese schwierigen Momente aushalten. Die Freude und der Stolz, die hierdurch entstehen, sowie die Lust am Leben haben wir in unseren Therapien miterleben wollen und wir glauben daran.

Die Persönlichkeitsstörung ist eine unbeliebte Diagnose. Wir erleben sowohl bei Patientinnen und Patienten als auch bei Therapeutinnen und Therapeuten oft Vorbehalte. Es scheint fast so, als würde man einen Menschen damit beleidigen. Die Zuschreibung von Defiziten mag auf beiden Seiten zu Angst, Scham, Ärger oder Trauer führen. Diese Emotionen können direkt in der therapeutischen Beziehung thematisiert werden. Wir sind aber überzeugt, dass die offene Konversation über die realen Schwierigkeiten, neben den Stärken und Motivationen, essenziell für eine Besserung ist. Die neue Konzeption der Persönlichkeitsstörung, wie sie in der ICD-11 und im DSM-5 eingeführt wurde und wie wir sie in diesem Buch vorstellen, bringt deutliche Vorteile mit sich. Die vormaligen »Schubladen« der kategoriellen Einteilung entfallen und das Störungsbild wird für alle Beteiligten durch die Kategorien der Nähe, Empathie, Identität und Selbststeuerung greifbarer. Zudem ist es dadurch einfacher, die zugehörigen Erfahrungen hiermit in Verbindung zu setzen. Dadurch wird deutlicher, dass es nie um eine Störung der Person als Ganzes geht, sondern »nur« um bestimmte Teilbereiche der Persönlichkeit.

Zuletzt möchten wir auf die Grenzen der Person, der Persönlichkeit und der Konzepte davon hinweisen. All diese Konzepte helfen dabei, sich selbst in unserer Welt besser zu verstehen und sich darüber austauschen zu können. Da Persönlichkeitsstörungen eine breite Masse der Bevölkerung betreffen, hoffen wir, Ihnen mit diesem Buch geholfen zu haben, sich selbst sowie Ihre Persönlichkeit mit Ihren Störungen besser zu verstehen und – noch viel mehr – sich zu verändern und zu entwickeln, und zwar in eine Richtung, die gut für Sie ist.

Wir wünschen uns allen bestes Gelingen!

Literatur- und Podcast-Empfehlungen

Bücher

- Jon Fredrickson: Die Lügen, die wir uns selbst erzählen
- Salman Akhtar: Sources of Suffering
- Salman Akhtar: The Book of Emotions
- Irvin D. Yalom: Die Schopenhauer-Kur
- Philippa Perry: Das Buch, von dem du dir wünschst, deine Eltern hätten es gelesen
- Becky Kennedy: Good Inside
- Paul Watzlawick: Anleitung zum Unglücklichsein
- Jürg Willi: Die Zweierbeziehung
- Daniel Goleman: Emotionale Intelligenz
- Allan Abbass und Howard Schubinder: Psychophysiologische Störungen

Podcasts

- Esther Perel – Where should we begin
- Cécile Loetz und Jakob Müller: Rätsel des Unbewußten. Podcast zu Psychoanalyse und Psychotherapie.

Stichwortverzeichnis

A

Abwehr 70
- Entwicklung 73
Achtsamkeit 162
Angst 37, 52
- lähmende 66
- produktive 61
Ängstlichkeit 68
Angstsymptome 53
Anpassungsfähigkeit 135
Anspannung 52, 59
Anspannungsreduktion 146
Arbeitsfähigkeit 131
Ärger 35
Ausagieren 78

B

Basisemotionen 31
Beziehungsdreieck 97
Big-Five 12, 16
Bindungsstörungen 97
Bindungstrauma 97
Bindungstypen 98

C

CARE 31

D

Depersonalisation 114
Derealisation 114
Diagnose 22
Diagnosekriterien 13
Dissozialität 17, 92
Distanz 93
Dominanz 103
Dschungel-Metapher 138

E

Ekel 35, 36
Empathie 81
Empathielosigkeit 92
Engagement 131
Enthemmtheit 16
Entwertung 78
Externalisierung 78
Extraversion 16

F

FEAR 31
Freude 34, 36
Frustrationstoleranz 135
Fünf-Faktormodell 16
Furcht 37, 54

Stichwortverzeichnis

G

Gefühl 28
Geselligkeit 16
Gewissenhaftigkeit 16
Gruppentherapie 151

H

Halluzination 72

I

ICD-10 21
ICD-11 13
Idealisierung 78
Identifikation mit dem Aggressor 79
Identität 106
Identitätsdiffusion 113
Identitätsgefühl 107, 113
Identitätskonflikt 115
Identitätsstörung, dissoziative 114
Impulsivität 136
Impulskontrolle 136
Internationale Klassifikation der Krankheiten 13

J

Johari-Fenster 152

K

Kommunikation, achtsame 49
Konfliktdreieck 50
Konflikte, emotional 50

L

LUST 31

M

Medikamente 160
Mentalisieren 141
Misstrauen 17

N

Nähe 93
Narzissmus 117
Negative Affektivität 17
Neid 36, 38
Neurotizismus 16

O

Offenheit für Erfahrungen 16

P

PANIC/GRIEF 31
Panikattacke 53
Persönlichkeit 11
Persönlichkeitsanteile 114
Persönlichkeitsfunktionen 14
Persönlichkeitsschwierigkeiten 14
Persönlichkeitsstörung 13
– abhängige 21
– ängstlich vermeidende 21, 39
– Borderline 20, 113, 161
– dependente (abhängige) 104
– dissoziale 21, 92
– emotional instabile 21
– histrionische 21
– narzisstische 117
– paranoide 21
– schizoide 21, 102
– zwanghafte 21
Perspektivübernahme 89
PLAY 31
Projektion 77

Projektive Identifikation 77
Psychose 72
Psychotherapie 138
- analytische 140
- dialektisch-behaviorale 145
- Gruppentherapie 151
- intensive psychodynamische (Kurzzeit-) 144
- mentalisierunsbasierte 141
- Nebenwirkungen 157
- Schematherapie 146
- systemische 140
- tiefenpsychologisch fundierte 140
- übertragungsfokussierte 143
Psychotherapie-Richtlinie 140

R

RAGE 31
Rationalisierung 79
Realitätsprüfung 72

S

Scham 37, 38
Schemadomänen 147
Schematherapie 146
Schuld 37, 40
SEEKING 31
Selbst-Objekt-Differenzierung 84
Selbstbild 107, 113
Selbsthilfe 161
Selbststeuerung 127
Selbstwert 107, 114, 115

Skills 146
Spaltung 76
Spiegelung, markierte 108
Stimmung 29
Stress 52, 60

T

Trauer 35, 36

U

Unterwerfung 103

V

Verhaltenstherapie 140
Verschlossenheit 17
Verträglichkeit 16

W

Wahrnehmungsverzerrungen 72
Wendung gegen das Selbst 78
Wille 131
Wut 35, 36

Z

Ziele 131
Zirkumplexmodell 101
Zwanghaftigkeit 16